U. Kunze

Präventivmedizin, Epidemiologie und Sozialmedizin

Ursula Kunze

Präventivmedizin, Epidemiologie und Sozialmedizin

für Human- und Zahnmediziner

4., überarbeitete Auflage

Unter der Mitarbeit von:

M. Kunze, R. Schoberberger, A. Rieder, B. Schwarz, I. Kiefer,
E. Groman, H. Hartl, G. Bernhard

Redaktion:
Gabriela Böhm

facultas.wuv

Univ.-Prof. Dr. Ursula Kunze,
Institut für Sozialmedizin, Zentrum für Public Health, Medizinische Universität Wien

Bibliografische Information der Deutschen Nationalbibliothek

Die Deutsche Nationalbibliothek verzeichnet diese Publikation in der Deutschen Nationalbibliografie; detaillierte bibliografische Daten sind im Internet über http://dnb.d-nb.de abrufbar.

4., überarbeitete Auflage 2007
Copyright © 2002 Facultas Verlags- und Buchhandels AG, Berggasse 5, 1090 Wien, Österreich
facultas.wuv Universitätsverlag
Alle Rechte, insbesondere das Recht der Vervielfältigung und der
Verbreitung sowie der Übersetzung sind vorbehalten.
Satz + Druck: Facultas Verlags- und Buchhandels AG
Printed in Austria
ISBN 978-3-7089-0094-0

Inhaltsverzeichnis

1 EINLEITUNG

Das Fach Sozialmedizin befasst sich mit *Gesundheitsstörungen, die ihre Ursache im Verhalten der Gesellschaft haben, mit deren Folgen für die Gesundheit und mit den Gegenmaßnahmen der Gesellschaft.*

Die Sozialmedizin hat also eine andere Gewichtung als die kurative Medizin. Letztere setzt sich mit dem Kranken auseinander, ihr Ziel ist die Wiederherstellung bzw. Verbesserung des Gesundheitszustandes des Individuums durch optimale Diagnostik und Therapie.

In der Sozialmedizin tritt an die Stelle der Krankheit des Individuums die *Krankheitshäufigkeit einer Gruppe.* Anstelle diagnostischer Verfahren verwendet die Sozialmedizin epidemiologische, soziologische, ökonomische und psychologische Methoden. Den Therapien entsprechen Maßnahmen der Präventivmedizin.

Die Sozialmedizin ist ein integratives Fach, das Erkenntnisse der medizinischen und nicht-medizinischen Forschung zusammenführt und im Sinne der Gesundheitserhaltung und -verbesserung der Bevölkerung umsetzt.

Der Hauptgegenstand der Sozialmedizin ist somit die wechselseitige Beziehung von

Gesundheit – Krankheit – Gesellschaft:

* soziale Ursachen von Krankheiten = **Soziogenese**
* soziale Maßnahmen zur Krankheitsbekämpfung = **Präventivmedizin**

Entsprechend dieser Aufgabenstellung hat die **EPIDEMIOLOGIE** in der Sozialmedizin eine wesentliche Bedeutung.

Konzept der Soziogenese

beschreibt die gesellschaftsbezogenen Mechanismen bei der Entstehung von Krankheiten sowie deren weitere Entwicklung (Krankheitsfolgen, Krankheitsausgang).

1) **Primäre Soziogenese**

Soziale Bedingungen führen unmittelbar zur Krankheit; die Krankheitsursache liegt außerhalb der Einflusssphäre des Einzelnen – er kann sein „Risiko" nicht steuern.
Z.B.: Berufskrankheiten im engeren Sinn.

2) **Sekundäre Soziogenese**

Individuelles Verhalten führt zur Krankheit; die Krankheitsursache liegt innerhalb der Einflusssphäre des Einzelnen – er kann sein „Risiko" steuern.
Z.B.: Krankheiten, die im Lebensstil ihre Ursache haben.

Zwischen den beiden Formen kann es Überschneidungen geben.
Z.B.: sekundäre Soziogenese bei Berufskrankheiten, wenn der Arbeitnehmer vorgeschriebene Schutzmaßnahmen nicht einhält.

3) Tertiäre Soziogenese (Sozioplastik)

Beeinflussung von Verlauf und Ausgang von Gesundheitsstörungen durch soziale Bedingungen. Die Sozioplastik bezieht sich auf die durch soziale Bedingungen beeinflussten Möglichkeiten im Bereich der Therapie und Rehabilitation. In Österreich können aufgrund der Pflichtversicherung prinzipiell alle medizinischen Dienste in Anspruch genommen werden. Bei nicht versicherten Personen übernimmt der Staat die Behandlungskosten, wenn ein volksgesundheitliches Risiko besteht (z.B. TBC).

Beispiel Bronchuskarzinom: Primäre Soziogenese: Berufskrankheit, z.B. Asbest-Karzinom, Strahlen-Karzinom (Uranbergbau); sekundäre Soziogenese: tabakassoziiertes Karzinom.

Lebenserwartung

Die durchschnittliche Lebenserwartung eines Neugeborenen ist ein *Maß für die in einem Zeitraum herrschenden altersspezifischen Sterbeverhältnisse.* Sie ist einer der wichtigsten Indikatoren für den Gesundheitszustand der Bevölkerung.

Insgesamt kann man in Österreich in den vergangenen Jahrzehnten von einer Verbesserung des Gesundheitszustands der Bevölkerung ausgehen. Die Lebenserwartung hat sich aufgrund verbesserter Lebensbedingungen und medizinischer Versorgung zusehends erhöht, die Sterblichkeit hat kontinuierlich abgenommen. Dies gilt für Männer und Frauen und für alle Altersgruppen, insbesondere aber für die Säuglingssterblichkeit.

Männer konnten zwischen 1970 und 2005 einen Zuwachs an durchschnittlicher Lebenserwartung bei der Geburt von 10,2 Jahren verbuchen. Für Frauen fiel der Gewinn mit 8,9 Jahren in der genannten Zeitspanne etwas geringer aus. Die Lebenserwartung eines **neugeborenen Mädchens** liegt heute bei **82,2 Jahren**, die eines **neugeborenen Knaben** bei **76,6 Jahren**. Mit 60 Jahren hat ein Mann noch 20,8 Jahre, eine Frau 24,7 Jahre vor sich.

Die höchste Lebenserwartung bei der Geburt erreichten Männer in den westlichen Bundesländern. In Vorarlberg lag sie um 1,34 Jahre, in Tirol um 1,26 Jahre über dem Bundesdurchschnitt. Bei den Frauen lagen Vorarlberg mit 1,26 Jahren und Tirol mit 1,06 Jahren über dem österreichischen Durchschnitt.

Die Säuglingssterblichkeit (im ersten Lebensjahr Gestorbene pro 1.000 Lebendgeborene) ist innerhalb der letzten 25 Jahre fast auf ein Drittel des damaligen Wertes zurückgegangen und innerhalb der letzten zehn Jahre beinahe um ein Drittel gesunken. Sie liegt seit 1997 unter dem Wert von 5,0 im ersten Lebensjahr Gestorbenen auf 1.000 Lebendgeborene und war in den vergangenen Jahren nur geringen Schwankungen unterworfen (2005: 4,2 Promille, absolut 327 Säuglinge).

Im Jahr 2005 starben in Österreich insgesamt 75.189 Personen; dies waren um 1,2% mehr Sterbefälle als im Vorjahr und um 7,4% weniger als vor zehn Jahren. Um Sterbeziffern unterschiedlicher Bevölkerungsgruppen, Religionen oder Zeiträume vergleichbar zu machen, wird der Einfluss des unterschiedlichen Altersaufbaus der Bevölkerung durch Gewichtungen kontrolliert. Die so standardisierte Sterblichkeit ist in den letzten zehn Jahren sogar um 28% zurückgegangen.

Die weltweit höchste Lebenserwartung erreichten **Island** bei den Männern mit 79,7 Jahren (2003) sowie **Japan** mit 78,1 Jahren; bei den Frauen führte Japan mit 84,9 Jahren

(2001) vor der Schweiz mit 83,1 Jahren und Frankreich mit 83 Jahren (2003 bzw. 2002). Die geringste Lebenserwartung in Europa beobachtet man in den **Staaten des ehemaligen Ostblocks**. In der Russischen Föderation haben die Knaben bei der Geburt nur 58,8 Jahre und die Mädchen 71,9 Jahre vor sich. Die durchschnittliche Lebenserwartung hat sich in den Jahren 1970 bis 2005 nur geringfügig verbessert, teilweise sogar verschlechtert. Dies ist Ausdruck der relativ schlechten sozioökonomischen Bedingungen und der Mängel im Bereich der Gesundheitsvorsorge. Abgesehen von wirtschaftlicher Hilfe ist in diesen Ländern auch das Know-how aus dem Bereich der **Lebensstilmedizin** dringend nötig.

Lebenserwartung 1970–1984–2001/03/05						
	Männer			**Frauen**		
	1970	**1984**	**01/03/05**	**1970**	**1984**	**01/03/05**
BRD/D	67,7	70,5	75,7	74,1	77,3	D: 81,4
DDR	68,6	69,1		73,9	75,43	
Bulgarien	68,8	68,5	68,9	73,4	74,5	75,9
Rumänien	66,6	67,1	67,8	71,1	72,7	75,3
Polen	67,1	66,8	70,5	74,1	75,0	78,8
Japan	70,6	74,5	78,1	75,9	80,2	84,9
USA	67,6	71,2	74,1	75,3	78,2	79,5
Österreich	67,0	70,1	76,7	74,1	77,2	82,2

Geschlechtsspezifische Unterschiede

Um die Jahrhundertwende war die Lebenserwartung der Männer um 2 Jahre geringer als die der Frauen. 2005 betrug diese Differenz 5,6 Jahre.

Gründe für die niedrigere Lebenserwartung der Männer

❖ Hormonelle Unterschiede
❖ Unreife, Missbildungen und Schäden durch den Geburtsverlauf treten häufiger auf
❖ höhere Säuglingssterblichkeit
❖ größere Anfälligkeit für Gesundheitsstörungen in der Neugeborenenperiode und frühen Kindheit
❖ **Unfälle**: schon in der Kindheit, v.a. aber im Jugend- und frühen Erwachsenenalter wesentlich häufiger als beim weiblichen Geschlecht
  • Verkehrsunfälle (Mopedgipfel mit 16 Jahren!)
  • Arbeitsunfälle
❖ **Lebensstil**
  • Rauchverhalten
  • Übergewicht (in der Folge Hypercholesterinämie, Hypertonie etc.)
  • Bewegungsmangel
  • Herz-Kreislauf-Erkrankungen
  • Karzinome der Atmungsorgane
  • Alkoholkonsum – Leberzirrhose etc.

Zudem haben Männer häufig ein geringeres Gesundheitsbewusstsein, gehen seltener und später zum Arzt.

Aus der Erkenntnis, dass Krankheit nicht nur physiologisches, sondern auch soziales Geschehen ist, lässt sich möglicherweise das in allen europäischen Ländern feststellbare Phänomen erklären, dass Frauen im Durchschnitt länger leben als Männer.

Literatur

Jahrbuch der Gesundheitsstatistik 2001, Statistik Austria (Hrsg.), Wien 2003

2 Epidemiologie

Im täglichen Sprachgebrauch begegnen wir häufig dem Begriff *Epidemie*: „Wie eine Epidemie hat etwas die Menschen erfasst ... ein Problem hat epidemische Ausmaße angenommen ...". In erster Linie sind es Infektionskrankheiten, die angesprochen werden; die Medien berichten zum Beispiel über eine „Grippeepidemie" oder von einer „Masernepidemie" und beschreiben damit die Tatsache, dass eine Gesundheitsstörung auffallend häufig aufgetreten ist.

Eine „rätselhafte" Epidemie hat vor vielen Jahren Schlagzeilen gemacht: AIDS (**A**cquired **I**mmune **D**eficiency **S**yndrome). Ursachen und Verbreitung der Krankheit waren zunächst unbekannt. Mit Hilfe *deskriptiver* und *analytischer* Epidemiologie ist es aber gelungen, Risikogruppen zu definieren und die Übertragungswege zu erkennen.

Schließlich wird eine Epidemie „zum Stillstand gebracht" oder „besiegt" oder sie „flaut ab", und wir bringen dies mit Gegenmaßnahmen, vor allem medizinischer Art, in Verbindung.

Von der „Seuchenkunde" zum modernen Epidemiologie-Begriff

Ursprünglich war die *Epidemiologie* eine „Seuchenkunde". Man verstand darunter die Lehre von der Erkennung, Bekämpfung und Verhütung *übertragbarer Krankheiten.*

Mit zunehmender Bedeutung der chronischen, nicht-infektiösen Erkrankungen hat sich auch die Arbeit der Epidemiologen verändert, und der moderne Epidemiologie-Begriff schließt nun auch die nicht-infektiösen Erkrankungen, ihre Ursachen und *Risikofaktoren* mit ein.

Man versteht also unter Epidemiologie die Lehre von der Verbreitung von Krankheiten in der Bevölkerung; sie leistet überdies einen wesentlichen Beitrag zur Erforschung der Ursachen von Erkrankungen. Die Frage der *Kausalität* von vermuteten Krankheitsursachen wird nach bestimmten Grundsätzen beantwortet (*EVANS-Kriterien*).

Auf diese wird noch genau eingegangen werden.

Die Weltgesundheitsorganisation definiert Epidemiologie wie folgt:

„Die Epidemiologie befasst sich mit der Untersuchung der Verteilung von Krankheiten, physiologischen Variablen und sozialen Krankheitsfolgen in menschlichen Bevölkerungsgruppen sowie mit den Faktoren, die diese Verteilung beeinflussen."

Als die Tuberkulose die „Wiener Krankheit" war...

Als die Tuberkulose die „Wiener Krankheit" war, also etwa um 1870, fielen ihr jährlich über 900 von 100.000 Einwohnern zum Opfer, also mehr, als heute an Herz-Kreislauf-Krankheiten und Krebs zusammen sterben. Schon in der Zeit von 1880 bis 1900, als sich die Lage der ärmeren Bevölkerungsschichten langsam besserte, sank die *Sterblichkeit* auf die Hälfte ab.

Man stellte unter anderem fest, dass die Tuberkulosehäufigkeit mit der Wohndichte parallel geht und sich zum Einkommensniveau umgekehrt proportional verhält.

Diese wenigen Informationen über die Tuberkulose in Wien sollen zeigen, wie man in der Epidemiologie das Ausmaß eines Problems beschreiben kann und dann versucht,

Ursachen und Bedingungen des gehäuften Auftretens einer Gesundheitsstörung zu ermitteln.

Lungenkrebs: Ursachen einst und jetzt

Der erste Hinweis auf eine exogene Ursache für den Lungenkrebs stammt bereits aus dem Jahr 1879. Man hat ein besonders häufiges Auftreten von bösartigen Lungentumoren bei Grubenarbeitern in tschechischen Minen festgestellt und dies zur beruflichen Tätigkeit in Beziehung gesetzt.

Erst 1944 stellte man fest, dass die ionisierenden Strahlen, denen die Grubenarbeiter ausgesetzt waren, als auslösende Ursache angesehen werden müssen.

Erste Berichte über den Zusammenhang zwischen Zigarettenrauchen und Lungenkrebs finden sich in der medizinischen Literatur Ende der 30er Jahre.

1950 erschienen die Ergebnisse erster groß angelegter *retrospektiver* Untersuchungen über den Zusammenhang zwischen Tabakkonsum und Lungenkrebs.

In weiterer Folge konnte der Tabakkonsum (vor allem in Form von Zigaretten) durch zahlreiche retrospektive und prospektive Untersuchungen als wichtigste Noxe für das Entstehen von Lungenkrebs nachgewiesen werden.

Das gehäufte Auftreten einer Erkrankung war Anlass für die Erforschung der möglichen Ursachen; beim Lungenkrebs hat sich die Bedeutung der auslösenden Ursachen wesentlich verändert. Waren es ionisierende Strahlen, die für die Lungenkrebs-Epidemie der Grubenarbeiter verantwortlich waren, ist heute der Tabakkonsum als wesentliche Krankheitsursache anzusehen. Aus einer sehr begrenzten Epidemie bei beruflich exponierten Personen ist eine weltweite *Pandemie* der Zigarettenraucher geworden. Aufgrund der epidemiologischen Studien weiß man heute sehr genau Bescheid, welche Zusammenhänge zwischen verschiedenen Faktoren des Tabakkonsums und dem Lungenkrebsrisiko bestehen, man spricht unter anderem von einer Dosis-Wirkungs-Beziehung.

Herzinfarkt – die Lehren aus Framingham

Framingham ist eine kleine Stadt mit etwa 10.000 Einwohnern im Staat Massachusetts (USA). Im Jahr 1949 wurde dort eine der wichtigsten epidemiologischen Studien in der Geschichte der Medizin begonnen. Ziel war die Feststellung möglicher Einflüsse von Erbanlagen, Alter, Geschlecht, Diabetes, Arthritis, Adipositas, Blutdruck, Cholesterin, von EKG-Anomalien, Schlafrhythmus, sozialer Schicht, von Alkohol, Kaffee, Tabak usw. auf das kardiovaskuläre Geschehen. Framingham wurde ausgesucht, weil die Stadt und ihre Bevölkerung für diese Art von Studie gute Voraussetzungen aufwiesen. Framingham ist ein Abbild der amerikanischen Mittelstandsbevölkerung, Schlussfolgerungen können deshalb auf diese Bevölkerung verallgemeinert werden. In der Bevölkerung von Framingham gibt es wenige Zuzügler und eine geringe Abwanderung; Framingham besitzt für die stationäre Betreuung ein einziges Spital.

Die Resultate dieser sowie weiterer ähnlicher Studien haben zum Konzept der *Risikofaktoren* für den Herzinfarkt geführt.

Das Gemeinsame erkennen und beschreiben: Ausgangspunkt der epidemiologischen Tätigkeit ist oft eine auffällige Häufung einer bestimmten Erkrankung, gehäuft ähnliche Symptome oder ähnliche andere klinische Befunde oder Laborwerte.

Das Gemeinsame zu erkennen und zu beschreiben gehört zu den Aufgaben der Epidemiologie.

Erklärungsansätze: Zur Erklärung des gehäuften Auftretens von Krankheiten stehen heute wissenschaftliche Verfahren zur Verfügung, welche letztlich eine systematische Ursachenforschung ermöglichen.

Die Aufklärung der *Ätiologie* einer Erkrankung liefert die Grundlagen für die *Prävention* sowohl auf medizinischem Gebiet (z.B. Impfung) als auch durch andere Maßnahmen (z.B. Anschnallpflicht für Autofahrer).

Kontrolle der Epidemien: Aufgrund epidemiologischer Kenntnisse werden Gegenmaßnahmen gegen Epidemien (sowohl infektiöser als auch nicht-infektiöser Art) ergriffen, die dabei erzielten Erfolge (oder Misserfolge) werden beobachtet und analysiert. Dadurch gewinnt man Hinweise für die weitere Vorgehensweise zur Kontrolle einer Krankheit.

Dieser Arbeitsbereich ist eine besonders wichtige Aufgabe der Epidemiologie, da es sich um die Umsetzung von wissenschaftlichen Erkenntnissen in die Praxis der Krankheitsbekämpfung bzw. *Gesundheitsförderung* handelt.

Epidemiologie – der „Nachrichtendienst" des Gesundheitswesens: Man kann die Epidemiologie auch als den Nachrichtendienst des Gesundheitswesens bezeichnen, denn sie erbringt folgende Leistungen:
- Information über die Häufigkeit von Krankheiten
- Hinweise auf bisher unbekannte Gesundheitsstörungen
- Beitrag zur Aufklärung von *Risikofaktoren* und Erkrankungsursachen, Bestimmung der Verteilung der Risikofaktoren und Erkrankungsursachen in der Bevölkerung oder in der Umwelt und damit Hinweise auf Ansatzpunkte für die *Prävention*
- Kontrolle der *Wirksamkeit* von Maßnahmen des Gesundheitswesens

Risiko: Im Zusammenhang mit den epidemiologischen Erkenntnissen zum Herzinfarkt wurde von *Risikofaktoren* gesprochen. Es sind dies Variablen, welche die Erkrankungswahrscheinlichkeit erhöhen, aber nicht die unmittelbaren Ursachen der Gesundheitsstörung sein müssen.

Risikofaktoren: sind soziale, Umwelt- und Lebensstilfaktoren oder ein Verhalten, welches bekannterweise mit einem erhöhten Risiko oder erhöhter Wahrscheinlichkeit für den Einzelnen, an einem spezifischen Leiden zu erkranken, assoziiert ist. Wir unterscheiden modifizierbare und unbeeinflussbare Risikofaktoren.

❖ Primäre Risikofaktoren
   Ursächlicher Einfluss
      Hypertonie, Hypercholesterinämie, Rauchen
❖ Sekundäre Risikofaktoren
   Einfluss über primäre Risikofaktoren
      Ernährung, mangelnde Bewegung, Stress

❖ Tertiäre Risikofaktoren
  Führen bei bestehender Erkrankung zum Ereignis
  Herzinfarkt, Schlaganfall

Epidemiologie und klinische Medizin: Die Epidemiologie unterscheidet sich wesentlich von der klinischen Medizin:

- Bei der epidemiologischen Arbeit beschäftigt man sich mit einer größeren Zahl von Personen (Bevölkerungsgruppen), während die klinische Medizin auf den einzelnen Menschen ausgerichtet ist.
- Der Epidemiologe hat es sowohl mit Kranken als auch gesunden Personen zu tun; er muss sehr oft Vergleiche zwischen Gruppen von Patienten und gesunden Probanden anstellen, um aus Unterschieden Schlussfolgerungen zu ziehen. Diese Ergebnisse wirken sich aber wesentlich auf die klinische Medizin aus, sowohl im Bereich der Diagnostik als auch bei der Therapie. So werden bei allen Studien, welche die Wirksamkeit von Medikamenten erheben, epidemiologische Verfahren eingesetzt.

Einteilung

- deskriptive Epidemiologie
- analytische Epidemiologie
- experimentelle Epidemiologie

Im Allgemeinen ist die *deskriptive Epidemiologie* mit der Beschreibung der Häufigkeit bestimmter Erkrankungen und deren Verteilung in der Bevölkerung der Ausgangspunkt für weiterführende Studien der *analytischen Epidemiologie*, die zur Ursachenforschung einer bestimmten Krankheit beiträgt.
Die Beurteilung des Effektes von Interventionsmaßnahmen gegen bereits aufgetretene Erkrankungen oder von präventiven Maßnahmen obliegt der *experimentellen Epidemiologie*. Die in den verschiedenen Arbeitsbereichen der Epidemiologie verwendeten Untersuchungsmethoden sind unterschiedlich und müssen jeweils nach einem exakt erstellten Untersuchungsplan eingesetzt werden.

Einige wesentliche epidemiologische Tendenzen

Die deskriptive Epidemiologie kann mit Hilfe der *Mortalitäts-* und *Morbiditätsstatistiken,* die kontinuierlich geführt werden, auf epidemiologische *Trends* hinweisen.
Folgende wesentliche Entwicklungen sind in den europäischen Industriestaaten seit Beginn des Jahrhunderts festzustellen:

eine *Abnahme* der
- Säuglingssterblichkeit
- Müttersterblichkeit
- Mortalität an Infektionskrankheiten (besonders auch der Tuberkulose)

eine *Zunahme* der Mortalität an
- Herz- und Kreislaufkrankheiten
- tabakassoziierten Erkrankungen

Krebserkrankungen haben je nach Lokalisation unterschiedliche Entwicklungen mitgemacht; so ist etwa die Sterblichkeit an Magen- und Gebärmutterhalskarzinom deutlich zurückgegangen, während beim Brustkrebs, Bauchspeicheldrüsenkrebs und Dickdarmkarzinom eine zunehmende *Tendenz* zu verzeichnen ist.

Die *Morbidität* an folgenden Erkrankungen hat deutlich abgenommen:
- Tuberkulose
- rheumatische Herzerkrankungen
- Rachitis

Die Morbidität hat bei folgenden Krankheiten eher zugenommen:
- Bluthochdruck
- chronische Bronchitis, Lungenemphysem
- Diabetes
- Gicht
- berufsbedingte Lärmschädigungen

Teilweise mag dies auf die veränderte Altersstruktur der Bevölkerung, teils auf bessere Erfassungsmethoden, teils auf echte Zunahme dieser Erkrankungen in der Bevölkerung zurückzuführen sein.

Erklärung der epidemiologischen Trends beim Bronchuskarzinom

Die *analytische Epidemiologie* konnte aufklären, warum die epidemiologische Entwicklung des Lungenkrebses geradezu gesetzmäßig vor sich geht.

Das Bronchuskarzinom ist bei Männern (noch) häufiger als bei Frauen, weil:
- mehr Männer Zigarettenraucher waren und sind,
- männliche Zigarettenraucher eine höhere Schadstoffbelastung aufweisen.

Die Sterblichkeit an Lungenkrebs ist bei den Männern konstant, weil
- die Zahl der männlichen Raucher nicht zugenommen hat, sondern sogar eine leicht abnehmende Tendenz aufweist,
- die Belastung mit krebserzeugenden Schadstoffen pro Zigarette ebenfalls eher abnimmt. Diese Schadstoffbelastungen sind aber noch immer beträchtlich.

Frauen erkranken seltener am Bronchuskarzinom als Männer, weil
- vor allem in der Vergangenheit Frauen eher seltener Zigaretten geraucht haben als Männer,
- die durchschnittliche Schadstoffbelastung weiblicher Zigarettenraucher geringer war als bei den männlichen Zigarettenrauchern.

Die Sterblichkeit an Lungenkrebs nimmt bei den Frauen zu, weil
- die Zahl weiblicher Raucher zugenommen hat und auch der tägliche Zigarettenkonsum ansteigt.

Epidemiologie liefert Grundlagen der Prävention und Präventivmedizin

Die bereits erzielten Erfolge der *Präventivmedizin* beruhen zum großen Teil auf epidemiologischen Erkenntnissen; Maßnahmen der *Prävention* werden mit Hilfe epidemiologischer Methoden auf ihre *Wirksamkeit* überprüft.

Besondere Anforderungen an die Epidemiologie stellen die chronischen nicht-infektiösen Erkrankungen, für die vielfach noch ätiologische Konzepte erarbeitet werden müssen, die Grundlage für gezielte Präventionsprogramme sind. Hier ergeben sich vor allem Aufgaben im Bereiche der *analytischen Epidemiologie*. Diese wiederum beruht auf Fragestellungen, die durch Resultate der *deskriptiven Epidemiologie* ausgelöst wurden.
Im Anschluss an die Beschreibung eines Gesundheitsproblems, die Aufklärung seiner Ursachen und die Entwicklung darauf aufbauender Gegenmaßnahmen muss wiederum die *experimentelle Epidemiologie* deren Wirksamkeit einer kontinuierlichen Prüfung unterziehen.

Beitrag der Epidemiologie zur Evaluation der medizinischen Versorgung

Durch Einsatz verschiedener epidemiologischer Methoden (sowohl aus dem Bereich der deskriptiven als auch der analytischen und der experimentellen Epidemiologie) kann man zur Beurteilung von *Effektivität* und *Effizienz* der medizinischen Versorgung beitragen. Dieses Einsatzgebiet der epidemiologischen Forschung gewinnt in letzter Zeit zunehmend an Bedeutung.

Was leistet die Epidemiologie für den praktizierenden Arzt?

Ein wesentlicher Anwendungsbereich epidemiologischer Erkenntnisse durch den praktizierenden Arzt ist die Definition von *Risikogruppen*, die eine Anwendung der Erkenntnisse zur *Überschussmorbidität* und -mortalität ist. Weiters liefern die epidemiologischen Erkenntnisse Grundlagen der Gesundheitsberatung und *Gesundheitsförderung* für Patienten und deren Angehörige.
Der niedergelassene Arzt leistet selbst einen wesentlichen Beitrag zu epidemiologischen Untersuchungen, wenn er die Erkrankungshäufigkeit in seinem Bereich beobachtet und durch eine Einbindung in *Meldesysteme* zu einem wesentlichen Mitarbeiter des Epidemiologen wird.
Außerdem kann der praktizierende Arzt mit Hilfe epidemiologischer Methoden die eigene Arbeit kontrollieren und *evaluieren*. Er setzt dabei seine diagnostischen und therapeutischen Bemühungen in Beziehung zum Behandlungserfolg und zieht Schlüsse für seine weitere Vorgehensweise bei der Betreuung bestimmter Patienten. Durch Analyse seiner Patientenkartei stellt er etwa fest, dass auch bei seinen Hypertonie-Patienten eine geringe *Compliance* besteht.

Wiener Grippe-Informationssystem

Zur Ermittlung der epidemiologischen Entwicklung von Grippe (Influenza) bzw. grippalen Infekten werden in Wien u.a. die Meldungen von Neuerkrankungen durch eine Gruppe von praktischen Ärzten und Kinderärzten herangezogen. Diese Meldungen werden in wöchentlichen Intervallen und beim Auftreten einer Epidemie täglich bei allen Ärzten registriert. Diese Informationen liefern die Grundlage für eine Hochrechnung für ganz Wien, in die auch andere Informationen einfließen (z.B. Krankenstandmeldungen, Schülerabsenzen). Man nennt derartige Untersuchungen *Sentinel-*(Schildwache-) Untersuchungen. Sie ergänzen in mehreren Ländern die traditionellen Meldesysteme.

Niedergelassene praktizierende Ärzte liefern also einen wesentlichen Beitrag zur epidemiologischen Beobachtung einer großen Population.

Was leistet die Epidemiologie für den Gesundheitspolitiker und -planer im Gesundheitswesen?

Die Epidemiologie liefert dem Gesundheitspolitiker und -planer eine Beurteilung der quantitativen Bedeutung eines Gesundheitsproblems und Entscheidungshilfen hinsichtlich der Interventionsmöglichkeiten. Diese können sowohl präventiven als auch therapeutischen Charakter haben.

Der sinnvolle Einsatz von Mitteln wird durch epidemiologische Befunde erleichtert, vor allem wenn das folgende Prinzip der Krankheitskontrolle beachtet wird.

Prinzip der Krankheitskontrolle

Zur Bearbeitung jedes Gesundheits- bzw. Krankheitsproblems stehen grundsätzlich 4 Interventionsbereiche zur Verfügung: Krankheitsverhütung, Früherkennung, Therapie und Nachsorge.

- Für jede Gruppe von Gesundheits- oder Krankheitsproblemen ist nach dem gegebenen Stand der Wissenschaft festzulegen, mit welcher der genannten Interventionsmöglichkeiten der größte Erfolg erzielt werden kann. Die Entscheidung wird in vielen Fällen auf epidemiologischen Erkenntnissen beruhen.
- Die definierten Schwerpunkte aus den möglichen Interventionsbereichen müssen im Rahmen eines Gesamtkonzeptes auch hinsichtlich ihres zeitlichen Ablaufes koordiniert werden. Eine *Evaluation* ist unumgänglich, diese wiederum ist nur mit epidemiologischen Untersuchungsplänen möglich.

Schließlich liefert die Epidemiologie Hinweise auf Schwerpunkte für die weitere Forschungstätigkeit, sowohl im Bereich der Grundlagenforschung als auch der angewandten Forschung.

Gesundheitspolitische Relevanz einer Erkrankung

Die gesundheitspolitische Bedeutung einer Erkrankung ergibt sich zunächst aus der deskriptiven Epidemiologie: Schon aufgrund der zahlenmäßigen Bedeutung eines pathologischen Zustandes kann dieser, unabhängig von dem Schweregrad der Erkrankung, besondere Priorität erlangen. Bei den malignen Erkrankungen kommt zu ihrer Häufigkeit noch der prinzipielle Charakter des Krankheitsverlaufes, der in den meisten Fällen von einer schwerwiegenden Beeinträchtigung der Patienten gekennzeichnet ist. Dieser Umstand ist durch epidemiologische Parameter beschreibbar, die hohe *Letalität* der Tumorerkrankungen ist ein Beispiel dafür.

Der gesundheitspolitische Stellenwert einer Erkrankung ergibt sich auch durch den Vergleich mit anderen Krankheits- bzw. Todesursachen hinsichtlich der *Morbiditäts-* und *Mortalitätsziffern,* aber auch hinsichtlich der Inanspruchnahme des medizinischen Systems wegen dieser Erkrankung. Hinweise darauf können unter anderem aus der Analyse der Krankenbewegung in den Spitälern und aus Krankenhausstatistiken gewonnen werden. Besonders deutlich wird die volksgesundheitliche Bedeutung der Tumorerkrankungen durch die Berechnung deren Auswirkungen auf die Lebenserwartung.

Auch die ökonomische Dimension eines für die Volksgesundheit wichtigen Problemkreises kann aufgezeigt werden, verschiedene gesundheitsökonomische Ansätze stehen hier zur Verfügung (z.B. die Berechnung von Krankheits- und Behandlungskosten oder *Kosten-Nutzen-Analysen* von Früherkennungs-Maßnahmen). Immer sind es epidemiologische Informationen und Forschungsansätze, die dabei zum Tragen kommen.

Was leistet die Epidemiologie für den einzelnen Bürger?

Der einzelne Bürger ist nicht nur Gegenstand epidemiologischer Untersuchungen, und zwar im Rahmen der Beobachtung von Personengruppen und größeren Populationen, sondern er zieht auch unmittelbaren Nutzen aus epidemiologischen Befunden.

Die Umsetzung dieser Informationen obliegt unter anderem den Institutionen, die sich mit *Gesundheitserziehung* und Gesundheitsberatung befassen. Aber auch die Lebenserfahrung liefert gewissermaßen epidemiologische Erkenntnisse, wenn man selbst Beobachtungen über Zusammenhänge zwischen Lebensumständen und Erkrankungshäufigkeit macht und Schlüsse für die eigene *Gesundheitsförderung* daraus zieht.

Deskriptive Epidemiologie

Die deskriptive Epidemiologie befasst sich mit der Beschreibung von Ereignissen, sie gibt Auskünfte über *Häufigkeifen* und kann durch *Vergleiche* verschiedener Bevölkerungsgruppen Hinweise auf besondere Risikogruppen geben.

Datenquellen für deskriptive epidemiologische Studien:
- offizielle Statistiken
- Querschnittsstudien

Bevölkerungen können nach verschiedenen Gesichtspunkten in Gruppen eingeteilt werden; beim Vergleich ist immer zu berücksichtigen, dass die Untergruppen sich in den übrigen, nicht für die Einteilung verwendeten Kriterien gleichen müssen.

Häufigste Untergruppen sind (und diese müssen bei jeder Studie und der Zusammensetzung der Untersuchungskollektive beachtet werden):

+ Alter	+ Herkunft
+ Geschlecht	+ soziale Schicht
+ Ort	+ Beruf
+ Zeit	

Ziel deskriptiver Studien

Die deskriptive Epidemiologie hat zum Ziel, durch Beschreibung der Häufigkeit von Krankheiten in der Bevölkerung

- die *Prävalenz* von Krankheiten zu erfassen und damit Hinweise für die Planung kurativer wie präventiver Maßnahmen zu geben,
- aufgrund unterschiedlicher Prävalenzen in einzelnen Bevölkerungsgruppen *Risikogruppen* zu definieren,
- aus den Vergleichen von Häufigkeiten in verschiedenen Bevölkerungsgruppen *Hypothesen* über die Entstehung von Gesundheitsstörungen oder Risikofaktoren aufzustellen und damit Hinweise für *analytische Studien* zu geben.

Analytische Epidemiologie

Bei der Besprechung der deskriptiven Epidemiologie wurde dargestellt, wie man die Verbreitung einer Gesundheitsstörung in der Bevölkerung beschreiben kann und welche Maßnahmen man daraus ableiten kann.

Bei der analytischen Epidemiologie geht es um Beiträge zur Aufklärung von Krankheitsursachen bzw. um die Feststellung von *Risikofaktoren*.

Wie bereits bei der Darstellung der Forschungs- und Studienplanung angeführt, werden durch analytische Studien bestimmte *Hypothesen* mit Hilfe eines geeigneten Forschungsplanes entweder bestätigt oder verworfen.

Das Prinzip analytischer Studien

Während man im Bereich der deskriptiven Epidemiologie vor allem einen gegebenen Zustand darstellt und dazu verschiedene Messgrößen verwendet, geht es in der analytischen Epidemiologie im Allgemeinen um den *Vergleich zwischen Personengruppen oder Patientenkollektiven.*

Man bezeichnet die Patienten oder Probanden, bei denen eine bestimmte Gesundheitsstörung, ein Symptom oder ein sonstiger Befund erhoben wurde, als *„Fälle"*, die zum Vergleich herangezogenen Personen oder Kollektive als *„Kontrollen"*. Die Herstellung der Vergleichbarkeit von Fällen und Kontrollen ist eine wesentliche Aufgabe bei der Planung und Durchführung von Studien zur analytischen Epidemiologie.

Prospektiver Ansatz – Retrospektiver Ansatz

Eine *prospektive* Studie beginnt mit gesunden Personen, die man hinsichtlich des Auftretens von Krankheiten langfristig beobachtet. Man wartet gleichsam auf die Krankheitsfälle und bringt diese mit der Wirkung von vermuteten Risikofaktoren bzw. *Expositionen* in Beziehung.

Bei einer *retrospektiven* Studie ist die Erkrankung bereits gegeben. Man versucht nun „rückblickend" mögliche Krankheitsursachen und Risikofaktoren aufzuklären.

Kohortenstudien – Fall-Kontroll-Studien

Kohortenstudien vergleichen Personen, die einer vermuteten Krankheitsursache (bzw. einem vermuteten Risikofaktor) ausgesetzt sind, mit Personen, die nicht exponiert sind. Kohortenstudien dienen sehr oft der Verfolgung eines *prospektiven* Untersuchungsansatzes.

Fall-Kontrollstudie

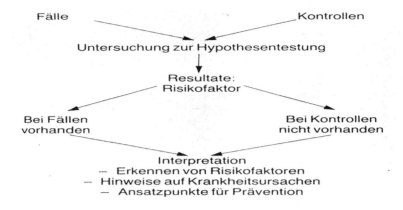

Bei der *Fall-Kontroll-Studie* werden erkrankte Personen mit nicht-erkrankten Personen verglichen. Man erhebt dabei Unterschiede des Auftretens von Krankheitsursachen (Risikofaktoren) bei einzelnen Personen, die zueinander in Beziehung gesetzt werden. *Fall-Kontroll-Studien* werden im Allgemeinen bei *retrospektiven* Forschungsansätzen verwendet.

Kohortenstudie

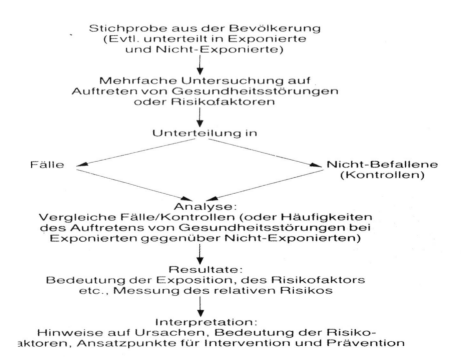

Die wesentlichen Unterschiede zwischen Fall-Kontroll- und Kohortenstudien:

- *Fall-Kontroll-Studien* beruhen auf einem Vergleich von erkrankten und nicht-erkrankten Personen hinsichtlich bestimmter Expositionen.
- Man kann sie im Allgemeinen schnell und mit relativ geringem Aufwand durchführen. Besonders bei seltenen Erkrankungen sind Fall-Kontroll-Studien oft die einzige Möglichkeit zur ätiologischen Forschung.
- *Kohortenstudien* beruhen auf einem Vergleich von exponierten und nicht-exponierten Personen.
- Sie sind eher zeitaufwendig und teuer, sie sind bei der Bearbeitung relativ komplexer epidemiologischer Fragestellungen einzusetzen.

Beide Studienansätze haben noch weitere Vor- und Nachteile:

- Bei Fall-Kontroll-Studien ist die Zahl der Fälle bzw. Kontrollen relativ klein, der damit verbundene Aufwand daher ebenfalls vergleichsweise gering.
- Bei seltenen Krankheitsformen ist die Fall-Kontroll-Studie oft die einzige Möglichkeit, mit vertretbarem Aufwand zu Resultaten zu kommen.
- Ein Nachteil der Fall-Kontroll-Studie besteht darin, dass es oft schwieriger ist, die optimale Vergleichsgruppe zu definieren als die Gruppe von erkrankten Personen, bei denen man ja von der bereits ermittelten Diagnose ausgeht.
- Bei der Kohortenstudie ist die Zahl zu beobachtender Versuchspersonen im allgemeinen sehr groß, man kann aber das Zusammenwirken von Risikofaktoren sehr gut studieren, vorausgesetzt es handelt sich um relativ häufig auftretende Erkrankungen.

In bestimmten Fällen verwendet man Fall-Kontroll-Studien, die relativ schnell zu ersten Ergebnissen führen, als Vorerhebung für Kohortenstudien. Aufgrund der Ergebnisse der Fall-Kontroll-Studie formuliert man dann die Hypothese, die im Rahmen von Kohortenstudien genauer abgeklärt werden kann.

Zum Gebrauch der Begriffe:

Vielfach werden die Begriffe „prospektive" und „retrospektive Studien" synonym mit „Kohorten-" bzw. „Fall-Kontroll-Studien" verwendet.

Die Begriffe „prospektiv" und „retrospektiv" kann man aber im doppelten Sinn verwenden:

- ausgehend von der grundlegenden Forschungsplanung: Beobachtung noch nicht erkrankter Personen (*Kohorten, „prospektiv"*) oder Ursachen-Analyse von Erkrankungen (*Fall-Kontroll-Vergleich, „retrospektiv"*),
- oder man verwendet die Begriffe „prospektiv" und „retrospektiv" in erster Linie zur Beschreibung des Erhebungsvorganges selbst. Dieser kann genau zum Zeitpunkt des Auftretens der Gesundheitsstörung erfolgen oder später (man untersucht dann eigentlich auch „retrospektiv")

Wenn man anstelle der Begriffe von retrospektiven und prospektiven Studien in erster Linie die Begriffe der Kohortenstudie und Fall-Kontroll-Studie verwendet, vermeidet man mögliche Unsicherheiten in der Beschreibung der gewählten Untersuchungsmethode.

Prospektive Studie mit zurückverlegtem Ausgangspunkt: historische Kohortenstudie

Die Laufzeiten derartiger Untersuchungen kann man dadurch verkürzen, indem man den Beginn der Studie an einen Zeitpunkt zurückverlegt, zu dem der Risikofaktor bereits vorhanden war.

Longitudinalstudie (Längsschnittuntersuchungen)

Unter Longitudinalstudie versteht man eine langfristige Beobachtung einer Personengruppe. Sie unterscheidet sich von einer Kohortenstudie dadurch, dass letztere der Abklärung einer ätiologischen Hypothese dient.

Bei der *Longitudinalstudie* geht man hingegen wie folgt vor:
- Man definiert die zu beobachtende Gruppe (z.B. Arbeiter eines Betriebes), führt die Erhebungen und Untersuchungen mindestens zu zwei aufeinander folgenden Zeitpunkten durch,
- man registriert das Auftreten von Gesundheitsstörungen und ermittelt den Anteil der erkrankten Personen bei Exponierten und Nicht-Exponierten.

Beispiel einer Fall-Kontroll-Studie

In Österreich wurde von 1976 an eine Fall-Kontroll-Studie über die *Ätiologie* des Bronchuskarzinoms durchgeführt. Mit Hilfe eines standardisierten *Fragebogens* wurden Patienten interviewt, die an einem Bronchuskarzinom erkrankt waren (retrospektiver Forschungsansatz). Pro Patient wurden jeweils zwei altersmäßig entsprechende Kontrollpersonen befragt, die zum Zeitpunkt der Befragung nicht wegen einer tabakassoziierten Erkrankung in ärztlicher Behandlung waren.

Mit diesem Forschungsansatz sollten folgende Fragestellungen bearbeitet werden: Analyse der Rauchgewohnheiten von Bronchuskarzinom-Patienten, Bronchuskarzinom-Risiko und berufliche Expositionen, mögliche Zusammenhänge zwischen Bronchuskarzinom-Risiko und sozialer Schicht und zwischen Bronchuskarzinom-Risiko und anderen Umwelteinflüssen.

Durch diese Untersuchung konnte gezeigt werden, dass auch in Österreich eine deutliche *Dosis-Wirkungs-Beziehung* zwischen Zigarettenrauchen, anderen Formen des Tabakkonsums und Lungenkrebs-Risiko besteht; dass die berufliche *Exposition* von vergleichsweise geringerm Einfluss ist, sich aber bei Zigarettenrauchern, die einem bestimmten beruflichen Risiko ausgesetzt sind (z.B. in der chemischen Industrie, bei extremer Staubexposition), zusätzlich auswirken kann und dass die unterschiedliche *Inzidenz von* Lungenkrebs bei Männern und Frauen in erster Linie auf das unterschiedliche Rauchverhalten zurückzuführen ist.

Aufgrund der Resultate der Untersuchungen wurde unter anderem auch ein gesundheitspolitisches Schwerpunktprogramm zur Bekämpfung des Bronchuskarzinoms entwickelt, das den Gesundheitsbehörden vorgelegt wurde.

Kohorten-Studie Framingham

Framingham ist (bzw. war) eine kleine Stadt im Nordosten der USA. Man hat einige tausend gesunde Bürger untersucht und hinsichtlich des Auftretens von Erkrankungen langfristig beobachtet (prospektiver Forschungsansatz). Durch die kontinuierliche Beobachtung der Entwicklung von *Morbidität* und *Mortalität* konnte man Beziehungen zu den ermittelten Symptomen und Laborbefunden herstellen. Die Resultate dieser sowie weiterer ähnlicher Studien haben zum Konzept der *Risikofaktoren* für die koronare Herzkrankheit und den Schlaganfall geführt.

Man unterscheidet beeinflussbare und nicht-beeinflussbare Risikofaktoren (Alter, genetische Faktoren, Geschlecht). Die wesentlichen beeinflussbaren Risikofaktoren des Herzinfarktes sind Hypercholesterinämie, Zigarettenrauchen und Hypertonie, außerdem orale Kontrazeptiva und körperliche Inaktivität.

Die Ergebnisse dieser epidemiologischen Studien bilden heute die Grundlage der Bemühungen der modernen Gesundheitsvorsorge, die u.a. die Kontrolle der Herz-Kreislauf-Krankheiten zum Ziel hat.

Von der Hypothese zum Beweis: Ermittlung von Krankheitsursachen

Zur Bewertung der Kausalität hat *Evans* ein umfassendes Konzept entwickelt, das sowohl für Infektionskrankheiten als auch für chronische Krankheiten anwendbar ist.

Die *Evans-Kriterien* lauten:

- Die *Prävalenz* der Krankheit sollte bei den Personen, die gegenüber dem als ursächlich betrachteten Faktor *exponiert* sind, deutlich höher sein als bei nicht-exponierten Kontrollen.
- *Exposition* gegenüber dem als ursächlich betrachteten Faktor sollte bei den erkrankten Personen häufiger sein als bei den Kontrollen ohne Krankheit, wenn alle anderen Risikofaktoren konstant gehalten werden.
- In *prospektiven* Studien sollte die *Inzidenz* der Krankheit bei den Personen deutlich größer sein, die gegenüber dem als ursächlich betrachteten Faktor exponiert sind, als bei Kontrollen, die weniger exponiert sind.
- Zeitlich gesehen sollte die Krankheit der Exposition folgen, mit einer Verteilung der Inkubationszeiten, die einer log-normal verteilten Kurve entspricht.
- Eine *Dosis-Wirkungs-Beziehung* sollte nachweisbar sein. Antworten des Wirtes auf Expositionen gegenüber dem als ursächlich angesehenen Faktor sollten bei den Personen auftreten, die vor der Exposition diese Reaktion noch nicht gezeigt haben.
- Experimentelle Reproduktion der Krankheit sollte bei den Tieren, die gegenüber dem hypothetischen ursächlichen Faktor exponiert wurden, häufiger sein als bei denjenigen, die nicht in dieser Weise exponiert wurden.
- Eliminierung oder Modifizierung des als ursächlich betrachteten Faktors oder des Vektors sollte die *Inzidenz* der Krankheit vermindern.
- *Prävention* oder Modifizierung der Wirtsreaktion auf die Exposition gegenüber dem als ursächlich betrachteten Faktor sollte die Krankheit vermindern oder verhindern.
- „Alle Beziehungen sollten biologisch und epidemiologisch sinnvoll sein".

Experimentelle Epidemiologie

Die experimentelle Epidemiologie befasst sich mit

- *randomisierten klinischen Studien*
- bevölkerungsbezogenen *Interventionsstudien*
- *Evaluation* und Oualitätssicherung ärztlicher Leistungen

Während der Epidemiologe bei klinischen Studien und bei Evaluation und Qualitätssicherung ärztlicher Leistungen dem klinisch tätigen Kollegen nur beratend zur Seite steht und ihm das notwendige Rüstzeug vermitteln will, sind die bevölkerungsbezogenen Interventionsstudien seine ureigenste Domäne: Sie basieren auf den aus *deskriptiven* und *analytischen* epidemiologischen Studien gewonnenen Erkenntnissen und zielen auf Verbesserung des Gesundheitszustandes, auf Verminderung von Risikofaktoren und auf Erhaltung der Gesundheit der gesunden Bevölkerung.

Randomisierte klinische Studien (Grundschema)

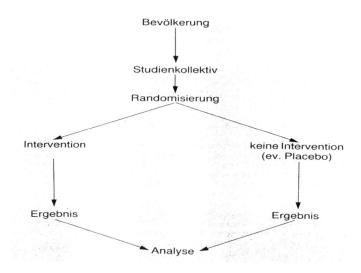

Zufallszuteilung (Randomisierung)

Die Zufallszuteilung der Studienteilnehmer zu *Interventions-* bzw. *Kontrollgruppen* erlaubt eine optimale Vergleichbarkeit der beiden Gruppen und legt damit auch die Grundlage für die Verwendung bestimmter statistischer Tests bei der Analyse der Ergebnisse. Mit der *Randomisierung* wird sichergestellt, dass zu Beginn der Studie die Gruppen strukturgleich sind (d.h. z.B. keine Unterschiede im Schweregrad der Erkrankung). Zudem werden durch ein solches Verfahren auch noch unbekannte Faktoren, welche auf das Ergebnis einen Einfluss haben könnten, gleichmäßig auf beide Gruppen verteilt.

Schließlich werden durch diesen Mechanismus bestimmte *Verzerrungen* verunmöglicht („*Selektion*"). Der Arzt kann somit nicht, bewusst oder unbewusst, bestimmte Patienten eher der einen oder anderen Gruppe zuweisen. Dieser Punkt ist von besonderer Bedeutung, da das Denken des klinisch tätigen Arztes ja gerade darauf ausgerichtet ist, mit bestimmten Kriterien Patienten für gezielte Behandlungen auszuwählen.

Einteilung klinischer Prüfungen

Erprobungen von therapeutisch erfolgversprechenden Substanzen am menschlichen Probanden können nach verschiedenen Gesichtspunkten eingeteilt werden. Sehr häufig wird die ursprünglich von der „Food and Drug Administration (FDA)" in den USA aufgestellte Klassierung benutzt. Danach werden unterschieden:

Phase I:
Die Prüfung am gesunden Probanden (Erstanwendung am Menschen).

Phase II:
Erste Erprobungen an Patienten, bei denen man glaubt, das neue Mittel mit Erfolg einsetzen zu können (gezielte Wirksamkeits- und Dosisabklärung beim Kranken).

Phase III:
Ausweitung der Untersuchungen, wobei einerseits speziellere Fragestellungen abgeklärt werden, andererseits aber auch durch die Einbeziehung relativ vieler Patienten besonders auf mögliche, aber seltene Nebenwirkungen geachtet wird.

Phase IV:
Die laufende wissenschaftliche Betreuung und Überwachung nach erfolgter Registrierung und Einführung (*„Drug Safety Monitoring"*).

Wichtige Fragen zur Beurteilung von klinischen Studien

1. Ist der Aufbau klar?
2. War der Studienplan adäquat?
3. Welche Selektionskriterien/Ausschlusskriterien wurden zur Definition des Studienkollektives verwendet?
4. Geschah die Zuteilung der Probanden zu den Gruppen nach dem Zufallsprinzip?
5. Waren die Gruppen nach Randomisierung vergleichbar?
6. Wurde die Studie „blind" bzw. „doppelblind" durchgeführt?
7. Wurden die Ergebnisse blind beurteilt?
8. Wurden zur Erfolgsmessung Probanden der ursprünglichen Studiengruppe ausgeschlossen?
9. Gibt es alternative Erklärungsmöglichkeiten für die Ergebnisse?
10. Können die Ergebnisse verallgemeinert werden?

Bevölkerungsbezogene Interventionsstudien

Aus der Definition des *Risikofaktors als einer Variablen der Person oder Umwelt, die in einem statistisch signifikanten Zusammenhang zu einer Krankheit steht*, wird deutlich, dass man unter einem Risikofaktor zunächst noch keinen kausalen Faktor einer bestimmten Krankheit versteht. Ein Risikofaktor kann erst dann als kausaler Faktor einer Krankheit angesehen werden, wenn die *Kriterien nach Evans* erfüllt sind und wenn in sogenannten Interventionsstudien gezeigt werden kann, dass die Eliminierung oder Verminderung des Risikofaktors in Patienten oder Bevölkerungsgruppen zu einer Abnahme der *Neuerkrankungsziffer (Inzidenz)* und *Mortalität* an der entsprechenden Krankheit führt.

Obwohl positive Ergebnisse *randomisierter klinischer Studien* die besten Argumente für die Behandlung von Risikofaktoren in der Bevölkerung liefern, muss erwähnt werden, dass die Durchführung randomisierter klinischer Studien sehr oft weit von der Realität entfernt ist. Zum Beispiel werden randomisierte klinische Studien meist an Personen durchgeführt, die viele Selektionsmechanismen durchlaufen haben und die nicht als repräsentativ für die entsprechende Gruppe in der Bevölkerung angesehen werden können. Es werden z.B. in randomisierten klinischen Studien meist nur hoch motivierte Personen mit guter *Compliance* aufgenommen. Wenig motivierte Probanden werden in der Vorstudie erkannt und von der Hauptstudie ausgeschlossen.

Bei der Entdeckung und Behandlung von Risikofaktoren in der Bevölkerung geht es aber gerade darum, wie erfolgreich eine bestimmte Strategie in einer nicht-selektierten Bevölkerung ist. Interventionsstrategien müssen also in Gemeinden oder definierten Bevölkerungen unter Feldbedingungen beurteilt werden.

Aus diesen und anderen Gründen hat sich die Meinung durchgesetzt, dass, über die randomisierten Studien hinaus, Interventionsstudien in Gemeinden oder definierten Studiengebieten zeigen müssen, wie die Bekämpfung von Risikofaktoren in der Allgemeinbevölkerung möglich und in einer ökonomisch und organisatorisch vertretbaren Weise durchführbar ist.

Ziel bevölkerungsbezogener Interventionsstudien

Ziel bevölkerungsbezogener Interventionsstudien ist es, Strategien zur Entdeckung und Behandlung von Risikofaktoren in der Bevölkerung zu testen, darüber hinaus aber auch zu sehen, ob sich die Bevölkerung im Hinblick auf ein bestimmtes Risiko motivieren lässt, sich gesundheitsförderndes Verhalten anzueignen.

Die Intervention kann also einerseits aus Früherkennung und Behandlung bestehen, aber andererseits auch aus einer ganzen Reihe *primär präventiver* Maßnahmen, die darauf hinzielen, die Entstehung der Risikofaktoren zu verhindern.

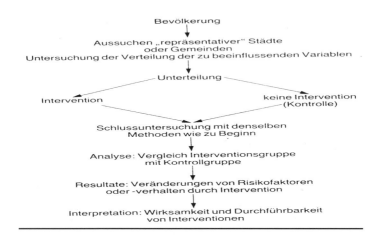

Evaluation und Qualitätssicherung ärztlicher Leistungen

Unter *„Evaluation"* versteht man die systematische Erfolgskontrolle gesellschaftsbezogener (gesellschaftlich relevanter) Planung mit dem Ziel, Entscheidungshilfen für bessere Planung zu liefern.

Die Abgrenzung zum Begriff „Qualitätskontrolle" bzw. „Qualitätssicherung" ist in der Literatur unklar, oft werden die beiden Begriffe in gleichem Sinn gebraucht. Es geht bei diesem Begriff vor allem um denjenigen Teil der Erfolgskontrolle, der sich auf die Arbeit einzelner Ärzte bzw. klinischer Teams in Praxen bzw. Spitälern bezieht, während mit dem Begriff „Evaluation" vor allem die Erfolgskontrolle ganzer Programme beispielsweise der öffentlichen Hand gemeint ist. Die Tabelle zeigt einige dieser unterschiedlichen Schwerpunkte.

Evaluationsforschung vs. Qualitätskontrolle in der Medizin

	Qualitätskontrolle	Evaluationsforschung
Focus	Arbeit einzelner Ärzte oder klinischer Teams in Spitälern bzw. Praxen	Ganze Programme oder Maßnahmenpakete der öffentlichen Hand
Grundfrage	Genügen sie professionellen Qualitätsstandards und Sorgfaltspflichten?	Erreichen sie die beabsichtigten Wirkungen tatsächlich, entsprechen sie den Bedürfnissen der Bevölkerung?
Zweck	Überprüfung und Durchsetzung von Standards, die durch Gesetz oder Berufsverbände vorgeschrieben wurden	Feedback für Planer und Politiker, Transparenz der administrativen Planung für die Öffentlichkeit
Methodischer Ansatz	„Peer review" (Kollegiale Selbstkontrolle)	„Health Services Research" (angewandte Sozialforschung)
Kriterienvorgabe durch	Konsens der Experten	politisch-administrativen Prozeß
Hauptgefahr	technokratische Gleichsetzung Expertenkonsens = Rationalität (der Definition von Qualität)	positivistische Gleichsetzung Wissenschaftlichkeit = Objektivität (der Daten)

In der Zukunft wird die Frage der maximal erreichbaren Qualität der ärztlichen Versorgung bei gleichzeitig sparsamer Verwendung von vorgegebenen Mitteln ein entscheidendes Thema sein. In dieser Entwicklung liegen die größten zukünftigen Gefahren überzogener planerischer und kontrollierender Eingriffe in das praktische medizinische Handeln am Menschen. Es stellen sich, auch aus diesem Grunde, die Fragen nach den Personen und Organisationen, welche Qualitätssicherung betreiben sollten, Fragen nach der Finanzierung solcher Aktivitäten und Fragen nach der Beurteilung der Qualitätssicherung selbst auf ihre Ergebnisse und auf ihr Aufwand-Nutzen-Verhältnis hin. Neben der Gefahr einer Überreglementierung eines schwer reglementierbaren Bereiches, der wohl nur durch ein Engagement der Ärzte selbst begegnet werden kann, liegt aber in dieser zukünftigen Entwicklung die Chance der sinnvollen Überprüfung der medizinischen Versorgung. Damit darf die Qualitätssicherung nicht als eine Bedrohung, als etwas dem Gesundheitswesen Fremdes angesehen werden. Sie muss im Gegenteil ein integraler Teil der Bemühungen um eine optimale medizinische Versorgung sein.

Prävention

Ziel medizinischer Tätigkeit ist die Verbesserung der Gesundheit – des einzelnen Patienten beim klinisch tätigen Arzt, der Bevölkerung beim Epidemiologen. Aus epidemiologischen Studien, wie sie in dieser Übersicht erläutert wurden, ergeben sich:

- aus deskriptiver Epidemiologie Hinweise auf Ansatzpunkte der Prävention,
- aus analytischer Epidemiologie Faktoren, die angegangen werden können,
- aus experimenteller Epidemiologie die Methoden, wie die Prävention am wirkungs-
  vollsten angewendet werden kann.

Gesellschaftliche Bedeutung präventiver Maßnahmen

Präventivmedizinische Aktivitäten haben sehr oft gesellschaftliche und gesundheitspolitische Implikationen. Dies wird ersichtlich, wie man an den Beispielen des staatlichen Ein-
flusses auf Alkohol- und Zigarettenkonsum (Besteuerung dieser Genussmittel), der Kochsalzjodierung und Trinkwasserfluoridierung, der Zuführung von Vitaminen und Spurenelementen zu Lebensmitteln, der genauen Beschriftung von Lebensmitteln und Getränken
(Lebensmittelgesetz), der Eliminierung von Karzinogenen und starkem Lärm am Arbeitsplatz, der Geschwindigkeitsbegrenzung im Straßenverkehr und der Pflicht zur Gurt-
benutzung im Auto ersehen kann. In diesem Zusammenhang muss erwähnt werden,
dass z.B. eine Geschwindigkeitsbegrenzung auf Autobahnen in der Bundesrepublik
Deutschland mit dem Argument der Verminderung der Zahl von Toten und Verletzten im
Straßenverkehr bisher nicht durchsetzbar war. Mit ökonomischen (Ölkrise 1973) und ö-
kologischen (Waldsterben) Argumenten ist es eventuell leichter, Geschwindigkeitsbegren-
zungen durchzusetzen.

Präventivmedizinisches Denken und Handeln ist sowohl auf Individuen (z.B. primäre,
sekundäre und tertiäre Prävention in der Arztpraxis) als auch besonders auf Bevölkerungsgruppen bzw. eine ganze Bevölkerung gerichtet.

Präventivmedizin, auch Vorsorgemedizin genannt, bedient sich vieler Fachgebiete und
Methoden. Diese reichen von der Umwelthygiene über die klinische Medizin und die medizinischen Grundlagenfächer bis zur Gesundheitserziehung und Gesundheitspolitik und
damit auch in den Bereich der Sozialwissenschaften, der Ökonomie und der Rechtswis-
senschaft.

Grundbegriffe der Prävention

Unter *Prävention* versteht man alle medizinischen und sozialen Anstrengungen, die Gesundheit zu fördern (health promotion) und Krankheit und Unfälle sowie deren Folgen zu
verhüten.

Primäre Prävention

ist *Förderung der Gesundheit und die Verhütung von Krankheit durch Beseitigung eines
oder mehrerer ursächlicher Faktoren, Erhöhung der Resistenz von Individuen und Veränderung von Umweltfaktoren, die ursächlich oder als Überträger an der Krankheitsent-
stehung beteiligt sind.*

Auch die Zuführung lebenswichtiger Stoffe wie z.B. von Vitaminen und Spurenelementen
mit der Nahrung oder dem Trinkwasser gehört zur primären Prävention. Maßnahmen der
primären Prävention kann man in solche unspezifischer und solche spezifischer Art unter-
gliedern. Man spricht von **unspezifischen Maßnahmen**, wenn durch sie die Gesundheit

des Einzelnen und der Bevölkerung gefördert wird, ohne dass man versucht, gezielt bestimmte Krankheiten zu verhindern. Zu diesen unspezifischen Maßnahmen gehören gute Ernährung, adäquate Kleidung und Wohnung, gute Arbeitsverhältnisse, Ausbau von Naherholungsgebieten und Umweltschutzmaßnahmen wie Beschränkungen von Emissionen in Luft und Wasser (z.B. Katalysatorauto, Abwasserkontrolle etc.).

Spezifische und besonders erfolgreiche Maßnahmen der primären Prävention sind Impfungen, die Kochsalzjodierung zur Struma- oder die Trinkwasserfluoridierung zur Karies-Prophylaxe. Mit der Pockenimpfung ist es gelungen, diese Krankheit auszurotten – ein Erfolg der Prävention im Kampf gegen *Epidemien*, welcher mit anderen Impfungen noch im Gange ist.

Die Einschränkung des Zigaretten- und Alkoholkonsums zur Prävention von Bronchialkarzinom und Leberzirrhose kann ebenfalls zu den spezifischen Maßnahmen der primären Prävention gerechnet werden, auch wenn die Veränderung dieser Verhaltensweisen weit mehr als nur eine Krankheitsgruppe beeinflusst. Zum Beispiel werden durch die Eliminierung des Risikofaktors Zigarettenrauchen mehr Herzinfarktfälle als Bronchialkarzinomfälle verhindert.

Die primäre Prävention der chronischen Erkrankungen unserer Zeit verlangt die Veränderung individueller Verhaltensweisen wie Ess-, Trink- und Rauchgewohnheiten, die Verminderung des Medikamentenabusus sowie die Verminderung physikalisch-chemischer Noxen in der Umwelt. Veränderungen der sozialen Umwelt im Sinne einer weniger gesundheitsgefährdenden (z.B. Verbot der Werbung für Zigaretten und Alkohol) als *gesundheitsfördernden* Beeinflussung der Bevölkerung (z.B. Werbung für Jogging und Radfahren) sind von besonderer Bedeutung. In amerikanischen Universitätsstädten ist z.B. die Einstellung zum Rauchen derart negativ, dass dieser soziale Druck mehr und mehr Frauen und Männer veranlasst, mit dem Rauchen aufzuhören.

Sekundäre Prävention/Krankheitsfrüherkennung/Screening

Das Ziel ist, Krankheiten in der präklinischen Phase, wenn subjektiv noch keine Beschwerden (Symptome) wahrgenommen werden, mit bestimmten Untersuchungsverfahren aufzufinden.

Dabei geht man davon aus, dass bei einer Krankheit, die im Frühstadium entdeckt wird, bessere Behandlungsaussichten bestehen. Zur Früherkennung von Krankheiten bedient man sich sogenannter *Filteruntersuchungen*. Die Begriffe Screening und Filteruntersuchung werden synonym gebraucht. In der Bundesrepublik Deutschland und in Österreich hat sich leider der Begriff Vorsorgeuntersuchung eingebürgert, der nicht verwendet werden sollte, da es sich ja nicht um primäre, sondern um sekundäre Prävention handelt.

Screening bedeutet die Untersuchung großer Bevölkerungsgruppen mit relativ einfachen Methoden, welche die Entdeckung von Personen erlauben, die eine bestimmte Krankheit haben, ohne davon zu wissen und ohne charakteristische Symptome zu zeigen.

Ziel der Filteruntersuchung ist nicht die endgültige Diagnose, sondern das Auffinden von Personen, bei denen der Verdacht groß ist, dass sie an der betreffenden Krankheit leiden.

Eine Krankheit kann erst dann früh erkannt werden, wenn Krankheitszeichen oder Risikofaktoren mit einem Früherkennungstest messbar sind. Wie weit eine chronische Krankheit im Frühstadium erkannt werden kann, hängt also sehr wesentlich von Güte und Prädiktion des Früherkennungstestes ab, aber auch davon, ob überhaupt ein genügend langes Frühstadium der betreffenden Krankheit besteht. Da wir es im Rahmen der sekundären Prävention meist mit langsam sich entwickelnden chronischen Erkrankungen zu tun haben, spielt der Bereich der Grenzfälle und die Trennung von (noch) gesund und (schon) krank eine wichtige Rolle.

Bevor näher auf die Praxis der Krankheitsfrüherkennung eingegangen wird, sollen einige theoretische Überlegungen über den Sinn von Filteruntersuchungen in definierten Populationen erörtert werden.

Schon 1968 haben Wilson und Jungner in ihrer WHO-Schrift **„Principles and Practice of Screening für Disease"** auf folgende zehn Punkte hingewiesen, die bei Filteruntersuchungen beachtet werden müssen. Die *10 Punkte* lauten wie folgt:

1. Filteruntersuchungen sollten nur für wichtige Krankheiten durchgeführt werden.
2. Für die entdeckten Fälle, d.h. die Patienten, muss die Möglichkeit der effektiven Behandlung bestehen.
3. Möglichkeiten für weitere diagnostische Abklärung und Behandlung müssen vorhanden sein.
4. Es muss ein erkennbares Frühstadium der betreffenden Krankheit geben.
5. Es muss ein adäquater Test oder ein adäquates Untersuchungsverfahren zur Verfügung stehen.
6. Der Test sollte für die Bevölkerung akzeptabel sein.
7. Der natürliche Verlauf der Krankheit, d.h. die Entwicklung vom latenten zum manifesten Stadium, sollte hinreichend bekannt sein.
8. Es muss Übereinkunft bestehen, wer als Patient behandelt werden soll.
9. Die Kosten für die Filteruntersuchung sollen in Beziehung zu den insgesamt für die medizinische Versorgung aufgewandten Kosten gesetzt werden
10. Filteruntersuchungen sollten ein kontinuierlicher Prozess sein und keine „einmal und nie wieder"-Aktion.

Kriterien für die Bewertung von Screening-Tests

Bevor Filteruntersuchungen an größeren Bevölkerungsgruppen durchgeführt werden, muss der Filtertest nach bestimmten Kriterien evaluiert werden.

Die wichtigsten Kriterien sind:

- die *Reliabilität* – darunter versteht man die Zuverlässigkeit eines Tests.
- die *Validität* – diese beinhaltet die Begriffe *Sensitivität* und *Spezifität* und positive und negative Korrektheit. Die Validität macht eine Aussage darüber, ob der Test auch misst, was er vorgibt zu messen.
- der Ertrag – er gibt an, wie viele neue Fälle mit Hilfe des Tests in einer Bevölkerung entdeckt und damit einer Behandlung zugeführt werden können.

Reliabilität

Darunter versteht man den Grad der Zuverlässigkeit, mit dem ein Test ein bestimmtes Merkmal misst. Ein Screening-Test weist eine hohe Zuverlässigkeit auf, wenn er bei mehr als einmaliger Anwendung beim selben Individuum unter gleichen Bedingungen übereinstimmende, das heißt konsistente Ergebnisse erbringt. Hohe Reliabilität ist eine notwendige, allein jedoch noch nicht ausreichende Voraussetzung für die Qualität eines Screening-Tests.

Validität

Darunter versteht man das Maß an Übereinstimmung zwischen dem Test und dem, was er zu messen vorgibt. Es geht also um die Frage, ob der Test auch wirklich das misst, was gemessen werden soll. Von einem Screening-Test erwartet man, dass er einen guten vorläufigen Hinweis gibt, welche Personen in der Bevölkerung eine bestimmte Krankheit haben und welche nicht. Dies bezeichnet man als Validität des Screening-Tests. Die Validität umfasst mehrere Komponenten: Zuerst sind Sensitivität und Spezifität zu nennen. Weiterhin spielt auch die positive und negative Korrektheit (Prädiktion) eine wichtige Rolle.

Sensitivität und Spezifität

Unter der Sensitivität (Empfindlichkeit) eines Tests versteht man sein Vermögen, Kranke in einer Bevölkerung auch wirklich zu identifizieren. Unter der Spezifität versteht man seine Eigenschaft, die Gesunden korrekterweise auch als gesund einzuordnen.
Ist eine Untersuchungsmethode zu wenig empfindlich, entgehen dem Untersucher zu viele Krankheitsfälle. Ist die Untersuchungsmethode zu wenig spezifisch, dann ist die Zahl der Falsch-Positiven zu hoch, d.h. gesunde Personen werden als krank bezeichnet, unnötigerweise beunruhigt und zur weiteren diagnostischen Abklärung geschickt. Während man bei epidemiologischen Studien die Spezifität eines Test- oder Untersuchungsverfahrens in den Vordergrund stellt, legt man bei Filteruntersuchungen mehr Wert auf die Empfindlichkeit, da man möglichst wenige wirklich Kranke „durch die Maschen des Netzes schlüpfen" lassen möchte. Bevor die Begriffe Sensitivität und Spezifität näher erklärt werden, muss gezeigt werden, wie physiologische Variablen (Blutzucker, Blutdruck, Cholesterin, Harnsäure etc.) in einer Bevölkerung verteilt sind. Wie schon im Kapitel „Normalwerte" besprochen, wissen wir aus epidemiologischen Feldstudien, dass viele chronische Krankheiten bzw. physiologische Variablen in der Bevölkerung annähernd nach der Gauß'schen Glockenkurve verteilt sind, mit Schiefen rechts oder links.

Hypothetische Verteilung des intraokularen Druckes bei Augen mit und ohne Glaukom

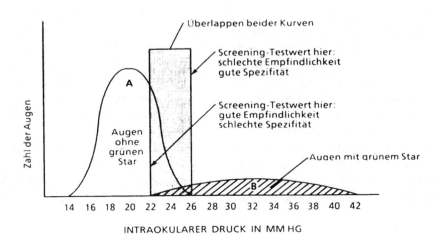

Als Beispiel zur Erklärung der Begriffe Sensitivität und Spezifität ist hier ein bimodales Modell gewählt, und zwar die Verteilung des intraokularen Druckes in einer Bevölkerung bzw. die Beziehung des intraokularen Druckes zur Glaukomkrankheit. Die Kurven der Gesunden und Kranken überlagern sich, wie man aus der vorangehenden Abbildung ersieht.

Aus dieser Abbildung wird auch verständlich, wie falsch-positive und falsch-negative Fälle entstehen können. Wenn man den Screening-Test auf 26 mmHg intraokularen Druck festlegt, wird man alle Personen ohne grünen Star auch als gesund bezeichnen, d.h. der Test wird eine Spezifität von 100% haben. Alle Personen mit Glaukom, deren intraokularer Druck zwischen 22 und 26 mmHg liegt, werden jedoch als gesund bezeichnet, so dass die Sensitivität des Tests niedrig ist. Das Gegenteil ist der Fall, wenn man den Screening-Test-Wert auf 22 mmHg festlegt; die Sensitivität wird dann 100% sein. Da aber alle Gesunden mit intraokularen Druckwerten zwischen 22 und 26 mmHg als krank bezeichnet werden, ist die Spezifität niedrig. Das bedeutet, dass viele Falsch-Positive entstehen. Eine 100%ige Sensitivität und Spezifität ist gemäß diesem Beispiel nicht möglich. Man muss offenbar einen Kompromiss schließen und einen Filtertestwert zwischen 22 und 26 mmHg auswählen, bei dem Sensitivität und Spezifität genügend hoch sind.

Die Prädiktion

Unter der Prädiktion eines Tests versteht man dessen Voraussagevermögen in Bezug auf die gesuchte Krankheit. Dieses Voraussagevermögen hängt aber sehr stark von der Prävalenz der Krankheit in der untersuchten Bevölkerung ab. Je höher die Prävalenz der zu untersuchenden Krankheit, umso besser ist auch die Prädiktion eines positiven Tests und umgekehrt.

Der Ertrag

bezeichnet die Zahl der neu entdeckten Fälle, die als Resultat des Screenings einer Behandlung zugeführt werden können, und hängt von mehreren Faktoren ab:

1. Sensitivität: Wie schon besprochen, muss ein Filtertest eine hohe Empfindlichkeit haben, um einen großen Anteil von Fällen in einer Bevölkerung aufzufinden und nur wenige Kranke zu übersehen.
2. *Häufigkeit* der noch unbekannten Krankheitsfälle: Je größer die Krankheitshäufigkeit in einer Bevölkerung, umso höher wird der Ertrag einer Filteruntersuchung sein. Die Häufigkeit an unbekannten Krankheitsfällen ist teilweise abhängig von der Güte der medizinischen Versorgung in einem bestimmten Gebiet und vom Grad der Inanspruchnahme derselben sowie von früheren Filteruntersuchungen. Offensichtlich werden bei der ersten Filteruntersuchung Fälle entdeckt, die sich über einen langen Zeitraum entwickelt haben; der Ertrag wird in diesem Fall höher sein als bei den nachfolgenden Filteruntersuchungen. Das erste *Screening* in einer Bevölkerung wird die *Prävalenz* der gesuchten Krankheit wiedergeben, während nachfolgende *Filteruntersuchungen* mehr die *Inzidenz* widerspiegeln.

Während Screening-Programme normalerweise auf einen hohen Ertrag abzielen, können gelegentlich auch Filteruntersuchungen durchgeführt werden, die nur eine sehr geringe Zahl neuer Fälle erwarten lassen, wie zum Beispiel die Filteruntersuchungen aller Neugeborenen auf Phenylketonurie (unter hunderttausend Neugeborenen sind nur zehn Fälle von Phenylketonurie zu erwarten). Ein Screening-Programm für Phenylketonurie ist aber deshalb berechtigt, weil die Phenylketonurie eine sehr schwere Krankheit ist, der Filtertest einfach anzuwenden ist, eine fast 100%ige Sensitivität und Spezifität aufweist und die Neugeborenen leicht zu erreichen sind, da fast 99% aller Neugeborenen im Krankenhaus geboren werden, und weil die Behandlung der erkannten Phenylketonurie wirksam ist. Obwohl also die Eigenschaften des Guthrie-Tests ideal erscheinen, ist es doch eine Tatsache, dass wegen der ganz geringen Häufigkeit der Phenylketonurie die Prädiktion des positiven Tests nur 50% beträgt, d.h. die Hälfte aller positiven Befunde falsch-positiv ist.

3. Teilnahmerate: Filteruntersuchungen werden den Gesundheitsstatus einer Bevölkerung nur dann verbessern, wenn ein hoher Prozentsatz von Personen daran teilnimmt und die als krank herausgefilterten Personen sich einer bisweilen jahrelangen Behandlung unterziehen, z.B. Langzeitbehandlung von Patienten mit Hypertonie und/oder Diabetes mellitus.

Tertiäre Prävention

Die tertiäre Prävention hat die Aufgabe, bei eingetretener Krankheit ein Fortschreiten bzw. eine Rezidivbildung zu verhüten. Da die tertiäre Prävention in den Bereich der Rehabilitation und damit ganz in den kurativen Bereich fällt, soll sie hier nicht näher beschrieben werden.

Gesundheitspsychologie

Da sich die Sozialmedizin vor allem auch mit Prävention und den dafür entscheidenden psychosozialen Bedingungen beschäftigt, fließen sehr viele Aspekte der Gesundheitspsychologie mit ein. Erst Mitte der 70er Jahre wurde der Begriff „Health Psychology" in den USA eingeführt und 1978 mit der Gründung einer eigenen Sektion in der American Psychology Association auch formal verankert. Der erste Präsident Matarazzo hat eine sehr umfassende und in vielen Bereichen auch heute noch anerkannte Definition der Gesundheitspsychologie getroffen:

- Förderung und Erhaltung der Gesundheit
- Verhütung und Behandlung von Krankheiten
- Bestimmung von Risikoverhaltensweisen
- Diagnose und Ursachenbestimmung von gesundheitlichen Störungen
- Rehabilitation
- Verbesserung des Systems gesundheitlicher Versorgung

Natürlich sind die Prävention und Gesundheitsförderung Felder vieler Berufszweige und die Gesundheitspsychologie nur einer davon. So ist auch die Definition von Matarazzo zu verstehen, dass die angegebenen Ziele sich auf die Grundlagen der psychologischen Wissenschaft beziehen und in der Vernetzung mit anderen Zweigen wie etwa der Präventiv- und Sozialmedizin ihre Wirksamkeit entfalten.

Zielgruppe „junge Menschen"

Die Gesundheitspsychologie hat in allen Lebensabschnitten wichtige präventive Beiträge zu liefern.

Die Gesundheitspsychologie des Kindes- und Jugendalters wird sich vor allem der Risiko- und Schutzfaktoren annehmen. So tragen Schutzfaktoren dazu bei, dass bestimmte Belastungen nicht zu Störungen führen. Kinder und Jugendliche mit psychischer Robustheit sollen mit Belastungen (Krisen, Krankheiten etc.) so umgehen können, dass sie nicht psychisch „aus der Bahn" geworfen werden. Besonders widerstandsfähige Kinder und junge Menschen weisen unter anderem folgende Merkmale auf:

- Temperamenteigenschaften, die andere Menschen zu positiven Reaktionen veranlassen
- gute Problemlösefähigkeiten
- positives Selbstwertgefühl
- realistische Zukunftspläne
- regelmäßiges Erledigen von Aufgaben im Haushalt
- Übernahme von Verantwortung zu Hause
- unterstützende Erwachsene
- emotional sichere Bindung zu wenigstens einer Bezugsperson
- anregendes Erziehungsklima
- soziale Unterstützung in der Familie
- eindeutige Wertorientierung

Dieser globale Ansatz wird bei gesundheitspsychologischen Interventionen im Kindes- und Jugendalter immer im Vordergrund stehen, ohne aber zu vernachlässigen, sich auch ganz speziellen Fragestellungen zu widmen. Ein wichtiger Bereich für junge Menschen ist natürlich die Schule. Junge Menschen, insbesondere 15-Jährige weisen die häufigsten Beschwerden (wie etwa Erschöpfungssymptome, Schlafstörungen, Kopfschmerzen etc.) im Vergleich zu übrigen Altersgruppen auf. Es ist davon auszugehen, dass diese diffusen gesundheitlichen Beschwerden mit familiären und schulischen Belastungssituationen in Zusammenhang stehen. Die Gesundheitspsychologie leistet hier etwa im Sinne der Unterstützung bei Lern- oder Konzentrationsstörungen oder auch bei Beratungsangeboten etwa für „Scheidungskinder" wertvolle Hilfe.

Einen besonders wichtigen Bereich stellt die Unfallprävention besonders bei Kindern und Jugendlichen dar. Für diese Altergruppen ist der Unfall die Krankheits- und Todesursache Nummer 1. Im Rahmen einer Studie an 4.270 verunfallten Kindern im Vorschulalter konnte der Hochrisikogruppe ein ganz bestimmtes Persönlichkeitsbild zugeordnet werden. Diese „quirligen Draufgänger/-innen" bedürfen nicht so sehr des Trainings bestimmter Fähigkeiten wie vielmehr des Aufzeigens der Risikogrenzen.

Zielgruppe „Erwachsene"

Im Erwachsenenalter gewinnt die Gesundheitspsychologie immer mehr an Bedeutung, wenn es um gemeindeorientierte oder arbeitsplatzbezogene Gesundheitsmaßnahmen geht. Unter anderem konnten Studien zur Gesundheitsförderung im Bereich Prävention von Herz-Kreislauf-Erkrankungen, von Krebs, Drogenmissbrauch und AIDS zeigen, dass

Risikofaktoren günstig beeinflusst werden, etwa Gemeindestrukturen sich verändern und die Auftretenswahrscheinlichkeit von Krankheiten oder Mortalität minimiert werden.

Das Erwachsenenalter ist aber auch die Lebensspanne, bei der besonders die Geschlechtsunterschiede in Bezug auf Gesundheit und Krankheit deutlich werden. Vordringliche Forschungsfelder der Frauengesundheit umfassen unter anderem folgende Aspekte:

- Bluthochdruck (zwei- bis dreimal häufiger bei Frauen)
- Depressionen (zweimal häufiger)
- sexuell übertragbare Erkrankungen (häufiger und schwerer)
- Osteoporose (häufiger)
- Magersucht (zu 90 bis 95 Prozent bei Frauen)

Bereiche, die für den Gesundheitszustand und die Lebenserwartung der Männer von Bedeutung sind, stellen sich unter anderem folgendermaßen dar (Rieder, Kunze, 1999):

- Herz-Kreislauf-Erkrankungen (bei Männern häufiger)
- Krebserkrankungen (z.B. Lungenkrebs = häufigste Krebstodesursache bei Männern; Dickdarmkrebs zweimal häufiger als bei Frauen)
- Unfälle und Selbstmord (zwei- bis dreimal häufiger)
- Leberzirrhose (dreimal häufiger)

Die Gesundheitspsychologie leistet wertvolle Arbeit im Rahmen der schon seit einiger Zeit errichteten Frauengesundheitszentren und in den neu geschaffenen bzw. zu schaffenden Männergesundheitszentren. Bei Frauen geht es neben dem speziellen reproduktiven Gesundheitsbereich vor allem auch um die Berücksichtigung frauenspezifischer Lebensbedingungen, Chancen, Interessen und Bedürfnisse. Bei Männern konzentriert man sich vordringlich auf solche Verhaltensweisen (z.B. Alkoholmissbrauch, Rauchen), die das Risiko für Krankheit, Verletzung und Tod erhöhen.

Neben diesen umfassenden Einflüssen auf das Gesundheitsverhalten von Erwachsenen wird sich die Gesundheitspsychologie immer auch mit Themen befassen, die spezifischeren Charakter haben. Als Beispiel seien hier die gesundheitspsychologischen Aspekte möglicher Auswirkungen elektromagnetischer Felder genannt. In Zeiten der Hochspannungsleitungen und Handymasten erleben viele Leute eine Gesundheitsbedrohung, der sie sich nur schwer entziehen können. Unabhängig davon, ob diese tatsächlich besteht oder nicht, können Angst und Stress entstehen, die körperliche und psychische Störungen hervorrufen und letztendlich krank machen können. In diesem Zusammenhang gibt es noch viele offene Fragen, und die Gesundheitspsychologie sollte sich bemühen, aus ihrer Sichtweise – unabhängig von sogenannten Normen oder Grenzwerten – das Thema weiterzuverfolgen.

Zielgruppe „Senioren"

Der dritte Lebensabschnitt, in der Regel die Zeit nach der Pensionierung, ist gekennzeichnet durch ein Zunehmen der chronisch degenerativen Erkrankungen. Bei beiden Geschlechtern liegen Störungen des Herz-Kreislauf-Systems an der Spitze. Auch Stoffwechselkrankheiten (wie Diabetes oder Gicht) und Funktionsstörungen der Verdauungsorgane (Magen, Leber, Gallenblase) treten bei beiden Geschlechtern gleich häufig auf.

Frauen dieser Altersgruppe leiden häufiger an Sehbehinderungen und Einschränkungen des Hörvermögens, männliche Senioren hingegen haben mehr mit Beeinträchtigungen der Atemwege und des Urogenitalsystems zu kämpfen. Jedenfalls handelt es sich bei älteren Menschen sehr oft um multimorbide Personen. In diesem Zusammenhang ist natürlich die Compliance von großer Bedeutung. Die Gesundheitspsychologie wird sich bemühen, klar zu machen, warum bestimmte therapeutische Empfehlungen oder Maßnahmen sinnvoll und welche positiven Konsequenzen davon zu erwarten sind. Als Beispiel sei hier etwa die Hörbeeinträchtigung im Alter zu erwähnen, die über den dadurch entstehenden Kommunikationsstress zu psychischen und körperlichen Erkrankungen führen kann. Alte Menschen laufen in diesem Zusammenhang Gefahr zu vereinsamen, immobil zu werden und in der Folge Depressionen zu entwickeln. Dabei besteht gerade hier für viele Betroffene die Chance, diesem Problem durch rechtzeitiges Tragen eines Hörgerätes zu entgehen. Allerdings ist hier aus verschiedenen Gründen, an denen auch die Umwelt zu einem Gutteil beteiligt ist, die Compliance sehr schlecht. Es ist also Aufgabe der Gesundheitspsychologie, die Allgemeinbevölkerung darauf hinzuweisen, dass Hörbeeinträchtigte integriert und nicht ausgegrenzt werden sollen. Den Betroffenen selbst ist die entsprechende Selbstverantwortung im Umgang mit dem Problem aufzuzeigen, und sie sollen zur Eigenaktivität und Selbständigkeit motiviert werden.

Spezifische Projekte für ein gesundes Altern haben zum Ziel, die Lebensqualität zu verlängern und die Dauer der leidvollen, gebrechlichen oder kranken Zeit vor dem Sterben zu verkürzen. Dabei geht es etwa um die Auseinandersetzung mit dem Älterwerden in der Arbeit, der Wohnungsberatung zur Unfallvermeidung oder der Fitness im Alter durch spezielle Angebote.

Literatur

Gredler B., Schoberberger R., Kunze U., Mitsche N. (1997): Unfälle bei Kindern im Vorschulalter. Mitteilungen der Österr. Sanitätsverwaltung, 98, 430–436.

Kinigadner S. (2002): Altern soll gesund sein? Psychologie in Österreich, 22, 111–115.

Maier H. (2002): Männergesundheit. In: Schwarzer R., Jerusalem M., Weber H. (Hrsg.) (2002): Gesundheitspsychologie von A bis Z. Hogrefe, Göttingen, 353–356.

Marschall P., Zenz H. (1989): Psychophysiologische Befunde in der Schule und das Beschwerdebild von Kindern und Jugendlichen. Zeitschrift für Sozialisationsforschung und Erziehungssoziologie, 4, 305–320.

Niebank K., Petermann F. (2002): Grundlagen und Ergebnisse der Entwicklungspsychopathologie. In: Petermann F. (Hrsg.). Lehrbuch der Klinischen Kinderpsychologie und -psychotherapie. Hogrefe, Göttingen, 57–94.

Petermann F. (2002): Gesundheitspsychologie des Kindes- und Jugendalters. In: Schwarzer R., Jerusalem M., Weber H. (Hrsg.) (2002): Gesundheitspsychologie von A bis Z. Hogrefe, Göttingen, 180–189.

Rieder A., Kunze M. (1999): Wiener Männergesundheitsbericht 1999. Magistratsabteilung für Angelegenheiten der Landessanitätsdirektion, Wien.

Röhrle B. (2002): Gemeindeorientierte Gesundheitsmaßnahmen. In: Schwarzer R., Jerusalem M., Weber H. (Hrsg.) (2002): Gesundheitspsychologie von A bis Z. Hogrefe, Göttingen, 128–131.

Schoberberger R., Hartl H., Kunze M.(1997): Sozialmedizinische Beurteilung möglicher Auswirkungen elektromagnetischer Felder unter besonderer Berücksichtigung gesundheitspsychologischer Aspekte. Mitteilungen der Österr. Sanitätsverwaltung, 98, 401–408.

Schoberberger R. (2002): Altersbedingte Hörbeeinträchtigung. Promed, 3, 10–12.

Seiffge-Krenke I. (1997): Gesundheitspsychologie der verschiedenen Lebensalter. In: Weitkunat R., Haisch J., Kessler M. (Hrsg.) (1997): Public Health und Gesundheitspsychologie, Verlag Hans Huber, Bern, 215–224.

Wimmer Puchinger B., Baldaszti E. (2001): Frauen und Gesundheit: die Perspektive der gesundheitspsychologischen Forschung. Psychologie in Österreich, 21, 277–280.

Gesundheitsindikatoren

Variablen, die das komplexe System der Gesundheit, des Gesundheitsverhaltens und der Inanspruchnahme von Gesundheitsleistungen innerhalb einer Bevölkerungsgruppe widerspiegeln. Die Wahl der Gesundheitsindikatoren hängt von der jeweiligen Gesundheitspolitik ab. Sie dienen vor allem auch zum internatonalen Vergleich des Gesundheitszustandes von Bevölkerungen.

Beispiele:
- Säuglingssterblichkeit
- Kindersterblichkeit
- Geburtenziffer
- Lebenserwartung
- Sterbeziffern (ursachen-, alters-, geschlechtsspezifisch)
- Müttersterblichkeit
- Geburtsgewichtverteilung
- Prävalenz und Inzidenz von (Infektions-)Krankheiten

Herausforderungen für das österreichische Gesundheitswesen

Politischer Grundkonsens

Die prinzipiellen Ziele der österreichischen Gesundheitspolitik für das Gesundheitswesen stehen außer Streit:
- Es soll frei zugänglich sein,
- effizient und
- ökonomisch.

Solidarität gilt als ethischer Standard, der durch das Instrument der Pflichtversicherung für alle BürgerInnen operativ umgesetzt werden soll.

Ökonomie und Ethik

In der öffentlichen Diskussion der Probleme des Gesundheitswesens werden oft ökonomische Fragestellungen den ethischen Aspekten gegenübergestellt. Es soll aber ausgeführt werden, dass zwischen Ökonomie und Ethik kein grundsätzlicher Widerspruch besteht, ganz im Gegenteil.

Ökonomisch handeln (also wirtschaftlich handeln) heißt: entweder ein vorgegebenes Ziel mit möglichst geringem Aufwand zu erreichen oder mit einem vorgegebenen Budget einen möglichst hohen Erfolg zu erzielen.

Auf das Gesundheitswesen übertragen kann ein gesundheitspolitisch definiertes Ziel wie etwa die Reduktion der Morbidität oder Mortalität (generell oder in einem bestimmten Bereich) daraufhin untersucht werden, wie man dieses Ziel mit einem möglichst geringen Aufwand erreichen kann.

Wenn aber ein vorgegebenes Budget, etwa für Bereiche der Prävention, zur Verfügung steht, dann muss man danach trachten, ein möglichst gutes Resultat zu erzielen. Dabei ist natürlich auf die entsprechenden Beurteilungskriterien Bedacht zu nehmen. Diese können wiederum in erster Linie auf epidemiologischen Befunden aufbauen (Abnahme der Inzidenz einer Krankheit etwa) oder sonstige Kriterien betreffen; typische Beispiele wären solche aus dem Bereiche der Lebensqualität.

Ökonomisch handeln bedeutet also im Gesundheitswesen: ethisch handeln, und zwar im Sinne einer optimalen Ressourcen-Allokation zum Wohle der einzelnen BürgerInnen und/oder bestimmter Teilpopulationen einer Bevölkerung.

Während man im Bereich der Therapie über gewisse Grenzen eines konsequenten wirtschaftlichen Einsatzes von Mitteln diskutieren kann, ist dies im Bereich der Gesundheitsvorsorge und -Prävention etwas anders zu sehen. Hier gilt prinzipiell die Notwendigkeit, gegebene materielle und personelle Mittel so einzusetzen, dass ein Optimum erzielt werden kann.

Um zwei Beispiele zu nennen: Impfungen sind die mit Abstand ökonomisch sinnvollsten Präventionsmaßnahmen, während bestimmte Früherkennungsmaßnahmen (vor allem im onkologischen Bereich) nicht nur aus psychologischen, sondern auch aus ökonomischen Gründen zu hinterfragen sind.

Es wird also zu den Herausforderungen für die im Gesundheitswesen in Österreich Tätigen gehören, sich mit den grundlegenden Fragestellungen aus dem Bereich Ökonomie und Ethik so auseinanderzusetzen, dass der vielfach diskutierte Konflikt minimiert wird. Dies wird aber nur gelingen, wenn sich die meinungsbildenden Personen auf eine gemeinsame Definition und Sprachregelung verständigen.

Was ist Fortschritt?

Es wird die Hypothese aufgestellt, dass der Fortschritt in der Medizin in der öffentlichen und fachlichen Diskussion vielfach nicht immer im Sinne von „Public Health" diskutiert wird. Üblicherweise ist eine besondere Betonung von Erkenntnissen im Bereich der Grundlagenforschung zu beobachten, weiters werden sehr oft spektakuläre Therapieerfolge und Therapieversuche, die nur einzelnen PatientInnen zugute kommen, als sehr fortschrittlich empfunden.

Sosehr etwa bestimmte Erfolge der Transplantationschirurgie auch zu begrüßen sind, so wenig werden diese aber zur Verbesserung der Volksgesundheit beitragen können.

Es wird zur Diskussion gestellt, ob man nicht das Thema „Fortschritt" auch auf der Ebene „Bevölkerungsmedizin" (Public Health) definieren muss.

Hier gilt es in vielen Fällen, nicht spektakuläre neue diagnostische oder therapeutische Verfahren zu entwickeln, sondern bereits vorhandenes Wissen umzusetzen. Hier werden bestimmte Beurteilungskriterien aus dem Bereich der akademischen Medizin als begrenzendes Element deutlich, denn die Anwendung medizinischer Erkenntnisse wird im Allgemeinen weniger hoch bewertet als etwa die aus dem Bereich der Grundlagenforschung.

Ein Blick auf die Liste der sogenannten „Impact-Faktoren" macht deutlich, dass eine akademische Karriere wesentlich schneller voranschreitet, wenn international renommierte Journals für Publikationen gewählt werden, die sich nicht primär mit der Anwendung medizinischer Erkenntnisse auseinandersetzen.

Um nur einige Beispiele zur Untermauerung der angeführten Hypothese zu nennen: Ist die Einführung weiterer antihypertensiver Medikamente von entscheidender Bedeutung für die Kontrolle der Hypertonie, oder eher die Umsetzung der Ergebnisse aus der Compliance-Forschung? Warum gibt es noch immer Defizite in der Akzeptanz bestimmter Schutzimpfungen, typischerweise gegen Influenza, obwohl man heute die Methoden des „Social Marketings" zur Verfügung hat, um derartige Defizite auszugleichen?

Oder was könnte man an Fortschritt im Sinne von Public Health erzielen, wenn man sich den ernährungs- und tabakassoziierten Erkrankungen verstärkt widmet, und zwar lediglich durch Umsetzung von diagnostischen und therapeutischen Konzepten, die bereits zur Verfügung stehen? Die Liste derartiger Beispiele könnte unschwer fortgesetzt werden.

Es wird also eine Aufgabe für die Zukunft sein, exakte Kriterien für die Messung des Fortschrittes auf dem Sektor Public Health einzuführen, und diese mehr oder minder gleichrangig neben der bereits etablierten Beurteilung begrenzter klinischer oder grundlegender Forschungsaktivitäten durchführen zu können.

So interessant genetische Untersuchungen auch sind, so vielversprechend die Forschung mit dem Generalthema „Stammzellen" auch sein mögen, die großen Fortschritte für die österreichische Bevölkerung sind von diesen Arbeitsbereichen in absehbarer Zeit nicht zu erwarten. Sondern in erster Linie durch die Umsetzung bereits wohlbekannter Forschungsergebnisse.

Lebenserwartung

Die Lebenserwartung steigt in allen vergleichbaren Ländern laufend an, bedingt durch die günstige ökonomische Entwicklung, die ihrerseits wiederum eine hochwertige medizinische Versorgung möglich macht. Politische und damit wirtschaftliche Bedingungen sind mit solchen der Gesundheit aufs engste verbunden – eine grundlegende Erkenntnis der sozialmedizinischen Forschung der letzten hundert Jahre.

Ein Ende der Entwicklung der Lebenserwartung im Sinne einer Zunahme ist zum gegenwärtigen Zeitpunkt nicht abzusehen. Die Konsequenzen (Stichwort demographischer Wandel) sind Gegenstand gesellschaftlicher Diskussionen geworden, wenngleich sie natürlich schon seit längerer Zeit absehbar waren.

Für das epidemiologische Spektrum, mit dem sich das Gesundheitswesen wird beschäftigen müssen, bedeutet dies eine gewisse Konzentration auf geriatrische Fragestellungen mit ausgeprägter Dynamik im Bereiche der Multimorbidität. Dies wiederum bedeutet organisatorische, personelle und wirtschaftliche Herausforderungen. Diese sind aber keineswegs grundsätzlich neu für das österreichische Gesundheitswesen, sondern im Sinne eines kontinuierlichen Anpassungsprozesses zu verstehen. Neu ist vielleicht, dass sich das öffentliche Bewusstsein gegenüber diesen Fragestellungen gewandelt hat.

Die Lebenserwartung ist und bleibt aber der wichtigste einzelne Indikator für den Gesundheitszustand einer Bevölkerung, und daher ist es als ein großer Erfolg zu werten, wenn die Lebenserwartung ansteigt. Allen Meinungsäußerungen, die diesen Umstand problematisieren, ist entschieden entgegenzutreten; sie zeugen nur von einem fundamentalen Unverständnis derjenigen, die solche Kommentare abgeben.

Auch das Argument „mehr Lebensqualität statt Lebenserwartung" ist wissenschaftlich unsinnig, steigende Lebenserwartung und Lebensqualität sind eng miteinander verknüpft, und die funktionellen Einschränkungen, die sich mit steigendem Lebensalter ergeben, sind als gleichsam logische Konsequenz einer demographischen Entwicklung anzusehen.

Davon unbenommen bleibt natürlich der Wunsch, eine Lebenserwartung mit möglichst langer optimaler Funktionsfähigkeit anzustreben.

Österreich im internationalen Vergleich

Das Gesundheitswesen Österreichs zählt zu den besten der Welt. Viele internationale Studien sind zu diesem Resultat gelangt. Es ähnelt dem der Bundesrepublik Deutschland; in diesem Land werden ähnliche Fragestellungen wie bei uns diskutiert, vielleicht sogar in etwas akzentuierterer Form als bei uns.

Die in den USA vielfach betriebene Spitzenmedizin wird, und das zu Recht, als vorbildlich und beispielgebend angesehen; die der Gesamtbevölkerung angebotene Gesundheitsversorgung ist aber im Vergleich zu dem Standard in Österreich nicht als gleichwertig anzusehen, dennoch sind die Pro-Kopf-Ausgaben für den Bereich Gesundheit in den USA wesentlich höher als in Österreich.

So schwierig internationale Vergleiche, die hier nur beispielhaft angeführt werden, auch sein mögen: Sie leisten einen gewissen Beitrag zur weiteren Optimierung des jeweils lokalen Gesundheitswesens. Die wesentliche Einschränkung bei der Übertragung von Konzepten aus dem Ausland ergibt sich aber aus den historisch gewachsenen Bedingungen und den jeweils vorhandenen politischen Systemen.

Beispiel Mutter-Kind-Pass

Der Mutter-Kind-Pass war eine der bahnbrechenden Entwicklungen auf dem Sektor Public Health und hat durch die umfassende Betreuung von Mutter und Kind ab dem Zeitraum Schwangerschaft eine segensreiche Entwicklung genommen, die sich unschwer an den Parametern „Abnahme der Säuglingssterblichkeit" und „Müttersterblichkeit", festmachen lässt.

Eine weitere Entwicklung soll der Gesundheitsförderungs-Pass für die Altersklasse 14 Jahre und darüber bringen.

International führend ist Österreich auch mit dem verbrieften Recht auf Vorsorgeuntersuchungen. Hier wird eine kritische Evaluation vorgenommen werden, um das Programm gegebenenfalls modernen Erkenntnissen anzupassen.

Wie bei allen Screening-Maßnahmen müssen aber hier die von der Weltgesundheitsorganisation vorgegebenen Kriterien beobachtet werden. Ganz wesentlich ist unter anderem auch die Tatsache, dass Vorsorgemaßnahmen die BürgerInnen weder psychologisch noch physiologisch belasten oder gar gefährden dürfen.

In diesem Zusammenhang sei nur auf die unreflektierte Propagierung von PSA-Untersuchungen für alle Männer hingewiesen.

Das österreichische Impfwesen

Im Kindesalter werden die notwendigen Schutzimpfungen kostenlos angeboten, eine wesentliche gesundheitspolitische Leistung. Die epidemiologischen Auswirkungen sind leicht zu belegen, als Beispiel sei nur das fast völlige Verschwinden der sogenannten Hämophilus-Erkrankungen zu erwähnen.

„Impfen ist nicht nur Kindersache" ist der Arbeitstitel für das Konzept der Propagierung von Schutzimpfungen auch und ganz besonders im Erwachsenenalter. Man denke nur daran, dass Pertussis-Erkrankungen heute bei Erwachsenen bereits häufiger auftreten als im Kindesalter.

Auf die enorme Bedeutung der Influenza-Schutzimpfung wurde bereits hingewiesen. Auch auf die Tatsache, dass Schutzimpfungen mehr zur Entwicklung der Gesundheit beigetragen haben als alle anderen Vorsorgemaßnahmen.

Als besonderes „Austriacum" sei die Frühsommer-Meningo-Enzephalitis erwähnt, eine Krankheit, die in Österreich sehr gut unter Kontrolle gebracht werden konnte. Und zwar in erster Linie durch die konsequente Anwendung der Erkenntnisse im Bereich Social Marketing.

Die FSME und die FSME-Kontrolle sind deswegen so zu betonen, weil die Erkenntnisse daraus auch auf andere Gesundheitsprobleme umgelegt werden können. Es konnte nämlich deutlich gezeigt werden, dass das gesundheitsorientierte Verhalten der Bevölkerung durch entsprechende Informationsmaßnahmen sehr wohl und nachhaltig beeinflusst werden kann.

Freude an der eigenen Gesundheit

Mit diesem Generalthema soll die Gesundheitsförderung der Zukunft gestaltet werden, die von der vielfach mit Normen operierenden traditionellen Krankheitsverhütung (Du sollst nicht...) abweicht und zum Ziel hat, die persönliche Gesundheitskompetenz in allen Lebensbereichen zu fördern. Ziel ist die Etablierung gesundheitsförderlicher Lebensstilaspekte als gesellschaftliche Norm.

Lebensstil und Gesundheit

Der Lebensstil ergibt sich aus der Summe vieler Einflussfaktoren, etwa Alter, Geschlecht, Bildung, soziale Herkunft, Sozialisation, berufliche Tätigkeit. Ein Ausprägungsmerkmal eignet sich ganz besonders zur Kommunikation mit der Bevölkerung, nämlich die „Ernährung".

Dieses Thema findet nachweislich das größte Interesse in der Bevölkerung, wobei man aber nicht außer Acht lassen soll, dass das Phänomen „Essen" nicht auf den physiologisch notwendigen Vorgang der Nahrungsaufnahme reduziert werden soll. Essen hat viele psychologische, soziale und wirtschaftliche Aspekte, und bei der Kommunikation über dieses Thema muss man sehr sorgfältig darauf achten, die Bevölkerung nicht kognitiv und/oder emotional zu überfordern.

Ähnliches gilt auch für einen zweiten Schwerpunkt der Gesundheitsförderungsbemühungen in Österreich, nämlich den Bereich Bewegung und Fitness. Wenn man hier nur auf das Phänomen „Sport" und „körperliche Höchstleistung" Bedacht nimmt, wird man geringe Resonanz bei jenen finden, die zur Risikogruppe der „Unbeweglichen" zählen.

Ähnliches gilt natürlich auch für die Stress-Problematik und die Bewältigungsmöglichkeiten dieses gesellschaftlichen und biologischen Phänomens. Hier wird es notwendig sein, auf das breite Spektrum von Möglichkeiten, die sich aus unserer kulturellen, philosophischen und religiösen Geschichte ergeben, hinzuweisen.

Bei einem weiteren Schwerpunkt (Unfallverhütung) ist es relativ einfach, mit konsequenten Maßnahmen kurzfristig Erfolge zu erzielen, die sich etwa durch die Kriterien Lebenserwartung oder Inzidenz an Erkrankungen beurteilen lassen.

Beim Thema Unfallverhütung wird auch deutlich, dass man Gesundheitsvorsorge nicht nur mit medizinischen Maßnahmen alleine betreiben kann und muss, sondern dass sogenannte nicht-medizinische Maßnahmen in bestimmten Bereichen wesentlich wirksamer sein können.

Gesundheit und Bildung

Der Lebensstil wird in erster Linie auch von der jeweiligen Bildung beeinflusst. Bildung wird in diesem Zusammenhang nicht nur als gesundheitsorientierte Bildung verstanden, sondern der gebildete Mensch vermag Informationen, die ihm dargeboten werden, leichter zu verarbeiten, zu bewerten und in den eigenen Lebensstil zu integrieren.

Die Zukunft wird zeigen, dass eine allgemeine Förderung der Bildung, unabhängig von gesundheitsbezogenen Themen, gesundheitsfördernde Aspekte hat. Ganz abgesehen davon sind ja wirtschaftliche Kompetenz und Bildung eng verknüpft, sowohl auf individueller als auch auf gesellschaftlicher Ebene.

Man kann also mit gutem Recht behaupten: „Bildung fördert Gesundheit".

Regionale Gesundheit in Österreich

Österreich ist ein im internationalen Vergleich relativ kleines Land, weist aber große Unterschiede auf, wenn man die regionale Epidemiologie aufbereitet. Im Allgemeinen kann man festhalten, dass der Gesundheitszustand der BürgerInnen im Westen Österreichs deutlich besser ist als im Osten Österreichs. Die Unterschiede in der Lebenserwartung sind markant.

Es wird eine der interessantesten wissenschaftlichen Fragestellungen sein, die zugrundeliegenden Mechanismen aufzuklären, diese großen Unterschiede in der regionalen Gesundheit im Rahmen des österreichischen Staatsgebietes zu erkennen und die Erkenntnisse dann im Sinne von Public Health für die Gesundheitsförderung umzusetzen.

Frauengesundheit, Männergesundheit

Es ist ein gesellschaftlich und medizinsoziologisch interessanter Trend, die genderspezifische Betrachtung medizinischer Phänomene zu betreiben. Eine überaus begrüßenswerte Entwicklung, die aber langfristig wiederum im Sinne einer Synthese zur allgemeinen Gesundheitsförderung und Krankheitsbekämpfung führen wird.

Mann und Frau sind nicht nur biologisch unterschiedlich, sondern – in Österreich sehr gut nachweisbar – auch hinsichtlich ihrer Einstellungsmuster gegenüber dem Phänomen Gesundheit und Krankheit. Man kann heute vielfach zwischen gewissen männertypischen und/oder frauentypischen Lebensstil-Aspekten unterscheiden, die auf Basis der unterschiedlichen biologischen Voraussetzungen (Schlagwort Östrogene vs. Androgene) synergistisch oder antagonistisch den individuellen Gesundheitszustand beeinflussen.

Legale und illegale Drogen

Die Unterscheidung zwischen legalen und illegalen Drogen beruht auf einer gesellschaftlichen Konvention und nicht primär auf biologischen oder medizinischen Erkenntnissen. Dies ist vor allem wichtig in der primären Prävention, die sich an junge Menschen richtet, die vielfach mit dieser Differenzierung in legal und illegal wenig anfangen können.

Es ist weiters zu betonen, dass das Problem der sogenannten legalen Drogen (etwa Tabak, Alkohol) wesentlich größer ist als das der illegalen Drogen. Dennoch besteht eine deutliche Unverhältnismäßigkeit in den Bemühungen um die Kontrolle des illegalen Drogenkonsums im Vergleich zum Thema legaler Drogenkonsum. Aufgrund der differenzierten gesellschaftlichen Wahrnehmung, werden Mittel und Personal nicht immer nach epidemiologisch fassbaren Kriterien eingesetzt

Am besten wird dies durch den Umgang mit dem Tabakproblem in Österreich deutlich. Auf diesem Gebiet sind aber in Zukunft ganz wesentliche Aktivitäten zu erwarten, Österreich ist der von der WHO und vielen anderen internationalen Organisationen etablierten Framework Convention on Tobacco Control beigetreten, und auf Basis dieser politischen Willenserklärung wird sich das im internationalen Vergleich noch etwas entwicklungsfähige „Anti-Smoking-Climate" wesentlich verbessern. Dazu werden auch die von der EU getroffenen Maßnahmen ganz wesentlich beitragen, man denke in diesem Zusammenhang nur an die Werbeverbote und die Warnhinweise auf Zigarettenpackungen.

Neben den Bemühungen um die primäre Prävention, die zweifellos wichtig sind, muss es beim Tabakproblem auch auf die Diagnostik und Therapie der Abhängigkeitserkrankung ankommen. Dies ist bereits bei den illegalen Drogen sehr gut ausgebaut, bei den alkoholassoziierten Gesundheitsstörungen relativ gut entwickelt.

Auf dem Gebiete der Diagnostik und Therapie der Tabakabhängigkeit hat Österreich im internationalen Vergleich sehr viele wissenschaftliche Erkenntnisse geliefert. Und nun geht es wieder darum, die Umsetzung vorzunehmen, also die Anwendung von Forschungsergebnissen in der Realität der Betreuung.

Diese Betreuung muss auch jene Personen einschließen, die mit allen verfügbaren therapeutischen Mitteln nicht zur Tabakabstinenz geführt werden können. Dieses Prinzip wird in allen Bereichen des Gesundheitswesens beobachtet, in jedem Erkrankungsfall wird versucht, den Verlauf einer Krankheit zu lindern, wenn eine Heilung nicht möglich ist.

Auf internationaler Ebene wird in diesem Zusammenhang auch sehr intensiv darüber nachgedacht, wie man die Nikotinversorgung jener Personen gewährleisten kann, die von dieser psychoaktiven Substanz so abhängig sind, dass eine Abstinenz nicht erzielt werden kann. In einem Konzept der umfassenden Kontrolle tabakassoziierter Erkrankungen hat dieser Aspekt ebenso Bedeutung wie die primäre Prävention, die ja naturgemäß mittel- und langfristig orientiert ist.

Am Beispiel Bronchuskarzinom, der fast vollkommen auf den Konsum von Zigaretten zurückzuführenden Tumorerkrankung (mit entsetzlicher Prognose), kann gezeigt werden, dass die optimale Ressourcen-Allokation immer wieder hinterfragt werden muss.

Österreich und alle vergleichbaren Länder investieren in therapeutische Bemühungen, die aber leider bislang keinen durchschlagenden Erfolg gebracht haben. Das durchschnittliche Sterbealter eines Mannes, der in Österreich an Lungenkrebs erkrankt, ist in den letzten 20 Jahren sogar etwas abgesunken. Ein Phänomen, das es bei keiner anderen Tumorerkrankung zu beobachten gibt.

Der Vergleich mit Schweden zeigt einen neuen alternativen Weg auf, nämlich den einer möglichst ungefährlichen Versorgung der hochabhängigen Tabak-KonsumentInnen mit Nikotin, wenn alle anderen Bemühungen der Therapie erfolglos bleiben.

Bioterror und Influenza-Pandemie

Diese beiden Begriffe sollen gemeinsam diskutiert werden, da sie sich auf das gesellschaftliche und medizinische System katastrophal auswirken können. Ein großer Unterschied besteht in der Wahrscheinlichkeit: Die Influenza-Pandemie ist mit großer Sicherheit zu erwarten, ein bioterroristischer Anschlag ist vergleichsweise weniger wahrscheinlich.

In Österreich werden zur möglichen Bewältigung beider Bedrohungs-Szenarien intensive Vorkehrungen getroffen. Denn alle Verantwortlichen sind sich der Tatsache bewusst, dass viele Fortschritte auf wirtschaftlichem und medizinischem Gebiet durch eine unkontrollierte Influenza-Pandemie gefährdet werden können.

Bei diesem Thema wird wiederum der Public-Health-Aspekt deutlich sowie die bereits diskutierte Fragestellung „Was ist Fortschritt?". Die neuen technologischen und medizinischen Erkenntnisse zur Influenza-Kontrolle, sowohl im Bereiche der Schutzimpfung als auch der antiviralen Therapie, beruhen auf Erkenntnissen der Grundlagenforschung, die dann breit im Sinne der Bevölkerungsmedizin (Public Health) eingesetzt werden müssen

---

Glossar

Absolutes Risiko (rohe Ziffer):
    Maß der Erkrankungs- oder Sterbewahrscheinlichkeit für jedes beliebige Individuum einer Bevölkerung.

Ätiologie:
    Lehre von der Gesamtheit der Faktoren, die zu einer Krankheit führen, nicht nur deren unmittelbare Ursachen (siehe auch *Kausalität*).

Altersspezifische Ziffer (Rate): Siehe *Spezifische Ziffer.*

Attributables Risiko (Bevölkerungszurechenbares Risiko; Risikodifferenz):
    Attributables Risiko beschreibt den Anteil von Erkrankungen, welcher mit großer Wahrscheinlichkeit auf eine bestimmte Exposition in der Bevölkerung zurückzuführen ist und welcher über das Risiko der nicht-exponierten Bevölkerung hinausgeht. Wird gewöhnlich ausgedrückt als Differenz zwischen der Inzidenz der Exponierten und derjenigen der Nicht-Exponierten: Das bevölkerungszurechenbare Risiko beschreibt den Anteil der Krankheit, welcher bei Ausschluss des dafür verantwortlichen Faktors verhindert werden könnte.

Bias:
    Systematische, unbewusste Verzerrung.

Confounding:
    Systematische Verzerrung, hervorgerufen durch Zusammenwirken zweier oder mehrerer Faktoren, die auf die untersuchte Beziehung *(Exposition* und abhängige Variablen) wirken und nicht einzeln berücksichtigt wurden.

Demographie:
    Wissenschaft, die sich mit der Beschreibung der Bevölkerung befasst, besonders mit Einwohnerzahlen, Bevölkerungsdichte, Mortalität, Fertilität, Altersverteilung, Migration etc.

Dosis-Wirkungs-Beziehung:
    Quantitativer Zusammenhang zwischen der *Exposition* gegenüber einem (Risiko-)Faktor (Schadstoff) und dessen epidemiologisch fassbarer Auswirkung (Erkrankungsrisiko und Erkrankungshäufigkeit).

Endemie:

Gehäuftes Auftreten einer Krankheit, eines gesundheitsschädigenden Verhaltens oder eines anderen gesundheitsschädigenden Ereignisses in der Bevölkerung eines bestimmten Gebietes. Eine Endemie ist regional begrenzt, zeitlich nicht begrenzt.

Epidemie (von griechisch Epi = über und demos = Volk):

Gehäuftes Auftreten einer Krankheit oder eines gesundheitsschädigenden Verhaltens, oder eines anderen gesundheitsschädigenden Ereignisses in der Bevölkerung eines bestimmten Gebietes und während einer bestimmten Zeit. Die Epidemie ist sowohl örtlich als auch zeitlich begrenzt.

Epidemiologie:

Lehre von der Untersuchung der Verteilung von Krankheiten, physiologischen Variablen und sozialen Krankheitsfolgen in menschlichen Bevölkerungsgruppen sowie der Faktoren, die diese Verteilung beeinflussen (WHO-Definition).

Evaluation (beinhaltet die Begriffe Effektivität und Effizienz):

Eine Erfolgskontrolle, die versucht, so systematisch und objektiv wie möglich die Relevanz, Wirksamkeit und Auswirkung von Maßnahmen im Lichte ihres Zwecks zu ermitteln und damit Entscheidungshilfen für bessere Planung und Durchführung zu liefern.

Evans' Kriterien:

Kriterien zur Beurteilung der *Kausalität*.

Exposition:

Bedingungen, Krankheitsursachen oder *Risikofaktoren,* welchen bestimmte Personen oder Bevölkerungsgruppen ausgesetzt sind.

Fehler 1. Art (α-Fehler):

Ein statistisch signifikanter Unterschied wird gefunden, obwohl er in Realität in der Bevölkerung nicht vorhanden ist (Rückweisung der Nullhypothese zu Unrecht).

Fehler 2. Art (ß-Fehler):

Kein statistisch signifikanter Unterschied wird gefunden, obschon in Realität in der Bevölkerung ein solcher Unterschied vorhanden ist. (Die Nullhypothese wird zu Unrecht nicht zurückgewiesen.)

Fehlerquellen:

In der *Epidemiologie* können verschiedene Arten von Fehlern vorkommen: Eine häufige Fehlerquelle ist die Verzerrung (siehe *Bias).* Zufällig verteilte Fehler kommen z.B. durch die Streuung beim Messen zustande und resultieren in Fehlern 1. Art und Fehlern 2. Art. Systematische Fehler sind nicht auf Zufall zurückzuführen und können z.B. auf falsch eingestellten Messinstrumenten beruhen.

Feldstudie:

Begriff, der manchmal für Studien gebraucht wird, die außerhalb der Kliniken (in Arztpraxen oder in der Bevölkerung) durchgeführt werden.

Fertilität:

Allgemeines Maß für die Fruchtbarkeit einer Bevölkerung; ausgedrückt als Fertilitätsziffer (Fruchtbarkeitsziffer) = Zahl der Lebendgeborenen in einem Jahr pro 1.000 der 15- bis 44-jährigen Frauen derselben Gegend in demselben Jahr.

Filteruntersuchung (Screening):

Verfahren der sekundären *Prävention,* welche eine unbekannte Krankheit oder deren *Risikofaktoren* durch einfache Untersuchung vieler Probanden zu erfassen sucht. Ziel der Filteruntersuchung ist nicht die endgültige Diagnose für das Individuum.

Follow-Up:

Verfahren, bei welchem dieselben Probanden über längere Zeit regelmäßig untersucht werden.

Geburtenziffer:

Geburten in einem Jahr x 1000 / durchschnittliche Bevölkerung im selben Gebiet und Jahr

Gesundheitserziehung, Gesundheitsförderung:

Pädagogische Methoden der gemeindeorientierten *primären Prävention.*

Häufigkeit:

In der *Epidemiologie* ein allgemeiner Begriff, der das Vorkommen von Ereignissen, bestimmten Merkmalen, aber auch von Krankheit in einer Bevölkerung beschreibt, ohne zwischen *Inzidenz* und *Prävalenz* zu unterscheiden.

Hypothese: Vermutete Beziehung zwischen zwei oder mehr Faktoren, welche im Rahmen geeigneter Studien bestätigt oder zurückgewiesen wird.

ICD (International Classification of Diseases):

Von der WHO herausgegebene Liste der Krankheiten, Todesursachen und Behinderungen (1977 in 9. Revision), nach welcher unter anderem Todesursachenstatistiken erstellt werden.

Inzidenz (Neuerkrankungsziffer):

Zahl neu auftretender Fälle in einer definierten Bevölkerung pro Zeiteinheit (meist pro Jahr), bezogen auf die gleiche Bevölkerung (meist pro 1.000 oder pro 100.000).

Irrtumswahrscheinlichkeit:

Ausgedrückt als p (probability). Sie ist ein Maß für die Wahrscheinlichkeit, dass ein beobachteter Unterschied auf Zufall beruht, d.h. dass die Nullhypothese zutrifft.

Kausalität (Ursächlichkeit):

Die Suche nach Krankheitsursachen ist eines der Hauptanliegen der *Epidemiologie.* Aussagen zur Kausalität unterliegen strengen Kriterien, die von *Evans* aufgestellt wurden.

Letalität:

Verhältnis der Todesfälle an einer Krankheit zur Zahl der Erkrankungsfälle an derselben Krankheit. Maß für die Gefährlichkeit einer Erkrankung.

Meldesystem (Meldewesen):

System der Erfassung meldepflichtiger (meist Infektions-)Krankheiten, heute zur Überwachung der Gesundheit auch durch freiwillige Meldung anderer Krankheiten ergänzt (siehe *Sentinel).*

Monitoring:

Regelmäßige Durchführung und Analyse von Messungen zur Entdeckung von Veränderungen in der Umwelt und im Gesundheitszustand der Bevölkerung (siehe auch *Surveillance = Überwachung).*

Morbidität:

Maß für die *Häufigkeit* von Krankheit in der Bevölkerung ohne Unterscheidung zwischen *Inzidenz* und *Prävalenz.*

Mortalität: Sterblichkeit.

Müttersterblichkeit:

Zahl der an Schwangerschafts-, Geburts- oder Folgekomplikationen verstorbenen Frauen x 100.000 / Zahl der Geburten in demselben Gebiet und Jahr.

Neonatale Mortalität:

Todesfälle von Kindern in den ersten 28 Lebenstagen x 1.000 / Lebendgeborene in demselben Gebiet und Jahr.

Öffentliche Gesundheit (Public Health):

1. Ein Ausdruck für alle öffentlichen Anstrengungen, welche zur Verbesserung, Erhaltung und Wiederherstellung der Gesundheit unternommen werden.

2. Eine Kombination aller Kenntnisse, Techniken und Überzeugungen zur Erhaltung und Verbesserung der Gesundheit der Bevölkerung durch umwelt- und bevölkerungsbezogene sowie soziale Maßnahmen.

Pandemie:

Epidemie, die sich über sehr große Gebiete, ev. die ganze Welt, ausbreitet und welche einen großen Teil der Bevölkerung trifft.

Perinatale Mortalität:

Ab 28. Schwangerschaftswoche tot geborene Kinder plus postnatal in den ersten 7 Tagen gestorbene Kinder.

Peer Review:

Beurteilung der Qualität ärztlicher und wissenschaftlicher Leistung durch Praktiker oder Spezialisten derselben Fachrichtung.

Prävalenz:

Bestand an Fällen einer bestimmten Krankheit zu einem bestimmten Zeitpunkt, bezogen auf die Einwohnerzahl (auch Punkt-Prävalenz genannt). Wird die Zeiteinheit länger gewählt, so kann z.B. über eine Wochenprävalenz gesprochen werden (Periodenprävalenz).

Prädiktion (Vorhersagekraft):

Maß für Voraussage von Ereignissen, z.B. bei einem Screening-Test das Voraussagevermögen in Bezug auf die gesuchte Krankheit.

Prävention:

Verhütung von Krankheit, häufig gleichbedeutend mit „primärer Prävention II" verwendet. Allgemein ist aber eine Unterteilung in primäre, sekundäre und tertiäre Prävention gebräuchlich.

Präventivmedizin:

Der Teil der Medizin, der sich mit allen Formen der (medizinischen) *Prävention* befasst.

Public Health: Siehe *Öffentliche Gesundheit.*

Relatives Risiko:

Verhältnis der kumulativen *Inzidenz* exponierter Individuen gegenüber derjenigen nicht-exponierter Individuen.

Repräsentativität:

Maß für die Übereinstimmung in den wichtigsten Merkmalen einer Stichprobe mit denen der Bevölkerung, aus welcher sie gezogen wurde.

Risiko:

Die Wahrscheinlichkeit, dass ein Ereignis eintritt, z.B. dass ein Individuum in einer bestimmten Zeitperiode oder einem bestimmten Alter krank wird oder stirbt.

Risikofaktor:

Faktor der Person oder Umwelt oder Umstand, dessen Vorhandensein mit einer erhöhten Wahrscheinlichkeit einhergeht, eine bestimmte Krankheit oder Gesundheitsstörung zu entwickeln, der aber nicht unmittelbare Ursache der Gesundheitsstörungen zu sein braucht.

Säuglingssterblichkeit:

Im ersten Lebensjahr gestorbene Kinder x 1.000 / Zahl der Geburten im selben Jahr und selben Gebiet

Selektionsbias: Eine systematische Verzerrung, die durch mangelnde Berücksichtigung einer das Resultat einer Studie beeinflussenden Größe bei der Auswahl einer *Stichprobe* zustande kommt; auch durch systematischen Ausfall bestimmter Personengruppen.

Sentinel (wörtlich: die Schildwache):

System, welches mit Hilfe einer motivierten Gruppe praktizierender Ärzte das traditionelle Meldewesen ergänzt.

Signifikanz:

statistisches Maß für die Irrtumswahrscheinlichkeit, ausgedrückt als p. Im deutschen Sprachgebrauch wird signifikant manchmal für „bedeutend" verwendet – diese Ausdrucksweise sollte in wissenschaftlichen Publikationen vermieden werden.

Sozialmedizin (vgl. lateinisch societas = Gesellschaft):

Gesamtheit der bevölkerungsbezogenen Strategien zur Verhinderung und Bekämpfung von Krankheiten, auch bevölkerungsbezogene Medizin im Gegensatz zur Individuumsmedizin.

Standardisierung (1):

Methode, um Ziffern, deren Nenner ungleich zusammengesetzt sind, vergleichbar zu machen. Prinzipiell zwei Methoden:

1. Direkte Standardisierung: Der Durchschnitt (z.B. nach Alter) spezifischer Ziffern aus zwei oder mehr Bevölkerungen wird entsprechend der Altersverteilungen (in Prozent) einer Standardbevölkerung errechnet (Gewichtete Mittelwerte). Damit können Ziffern miteinander verglichen werden.

2. Indirekte Methode: Wird benutzt, um zwei Bevölkerungen zu vergleichen, deren eine besonders schwankende oder besonders hohe Ziffern hat. Erfahrungsziffern der Standardbevölkerung werden auf die Studienbevölkerung extrapoliert. Das Ergebnis ist eine Reihe „erwarteter Ziffern". Der Vergleich der beobachteten mit den erwarteten Ziffern wird als Verhältnis oder Ratio dargestellt. Besonders bekannt sind die SMR (Standardized Mortality Ratios), welche das Verhältnis zwischen der Zahl der beobachteten zur Zahl der in dieser Bevölkerung zu erwartenden Todesfälle darstellen, wenn die spezifischen Ziffern der Standardbevölkerung auf die Studienbevölkerung zutreffen würden.

3. *Standardisierung* (2):

   Vereinheitlichung der Methoden einer Untersuchung

Sterblichkeit = Mortalität: in einer Bevölkerung gestorbene Personen, bezogen auf die Gesamtzahl dieser Bevölkerung.

Stichprobe:

Auswahl von Probanden mittels eines (meist zufälligen) Verfahrens, das heißt jeder Proband hat eine bestimmte, vorher definierte Chance, in die Stichprobe aufgenommen zu werden. Ziel ist, ein repräsentatives Abbild der Bevölkerung zu erhalten.

Surveillance (Überwachung):

Methoden zur Überwachung im Gesundheitssystem durch Meldepflicht und ähnliche Aktivitäten

Trend (Tendenz):

1. Eine Langzeitveränderung in einer Datenfolge, z.B. in einer Zeitserie, welche in eine bestimmte Richtung geht.

2. Das Wort Trend wird auch benützt, wenn Zusammenhänge zwischen verschiedenen *Stichproben* oder Einzelgruppen von Daten gefunden werden, welche in eine bestimmte Richtung weisen, aber nicht statistisch signifikant sind.

Todesursachenstatistik:

Gemäß ICD-Code der WHO zu meldende Ursachen der Todesfälle, wichtiges Instrument der deskriptiven *Epidemiologie*.

Literatur

Ackermann-Liebrich U., Gutzweiller F., Keil U., Kunze M. (Hrsg.) (1986): Epidemiologie. Meducation Foundation.

3 HERZ-KREISLAUF

Epidemiologie

Krankheiten des Herz-Kreislauf-Systems beeinflussen das Ausmaß der Gesamtsterblichkeit in entscheidendem Maße. In den letzten 10 Jahren sank die Sterblichkeit altersstrukturbereinigt um 39,3% und war somit hauptverantwortlich für den Anstieg der Lebenserwartung. 2005 war etwa *die Hälfte der Sterbefälle durch Krankheiten des Herz-Kreislauf-Systems* verursacht.

Vom Umfang her am bedeutendsten unter den Krankheiten des Herz-Kreislauf-Systems sind die ischämischen Herzkrankheiten und die Hirngefäßkrankheiten. Die Sterberaten an ischämischen Herzkrankheiten und Hirngefäßkrankheiten sind seit 1995 um 30,8% bzw. 52,5% zurückgegangen. Trotzdem waren 2005 19,9% aller Sterbefälle auf ischämische Herzkrankheiten (das sind 14.944 Gestorbene) und 7,4% aller Sterbefälle auf Hirngefäßkrankheiten (5.564 Gestorbene) zurückzuführen.

An **Herzinfarkt** verstarben 2005 5.822 Personen, das sind 7,7% aller Sterbefälle. Der Trend verlief beim Herzinfarkt ähnlich wie bei der Hauptgruppe der Herz-Kreislauf-Erkrankungen. Es gab hier (unter Zugrundelegung altersstandardisierter Raten) Mortalitätsreduktionen in den letzten 10 Jahren um 43,1%, nur setzte der Rückgangstrend, der bei der Hauptgruppe relativ gleichmäßig verlaufen ist, beim Herzinfarkt erst seit Beginn der 90er-Jahre voll ein. Der Unterschied im Sterberisiko zwischen Männern und Frauen hat sich nur wenig verändert. Nach wie vor haben Männer eine mehr als doppelt so hohe Sterberate durch Herzinfarkt wie Frauen.

Die Mortalitätsraten sind für Männer in allen Altersgruppen höher. Der Mortalitätsunterschied zwischen Männern und Frauen ist zu 40% auf die koronare Herzkrankheit zurückzuführen. Ein weiteres Drittel bezieht sich auf Lungenkrebs, Emphysem, Leberzirrhose, Unfälle und Selbstmorde. Es ist ein interessantes Phänomen unserer Gesellschaft, dass diese Mortalitätsunterschiede zwischen Männern und Frauen zum Großteil auf unterschiedlichen Lebensstil zurückzuführen sind. Rauchen, Alkoholkonsum, „coronary prone behavior" und Unfälle sind am häufigsten für die höhere Mortalität der Männer nach dem 65. Lebensjahr verantwortlich. Es gibt Schätzungen, nach denen zwei Drittel dieses Mortalitätsunterschiedes auf das Zigarettenrauchen der Männer zurückzuführen sind. Frauen liegen in Bezug auf die Inzidenz der koronaren Herzkrankheiten 10 Jahre hinter den Männern, bei Herzinfarkt und plötzlichem Herztod haben Frauen einen 20-jährigen Vorsprung. Nach der Menopause jedoch verdoppelt sich für Frauen das Risiko der koronaren Herzkrankheit. Diese unterschiedlichen Alterserwartungen sind in hormonalen Unterschieden (athero-protektive Bedeutung der Östrogene) zu suchen. Die Hormonsubstitution wird sicherlich je nach Anwendungsbreite in der Bevölkerung die Mortalitätsunterschiede vertiefen. Jedoch haben sich die Lebensstil-Gewohnheiten von Frauen ebenfalls geändert, angesprochen sind höherer Tabak- und Alkoholkonsum, zusätzliche Arbeitsplatzbelastung. Dadurch wird die Differenzbreite etwas verschmälert.

Die Sterblichkeit an Herz-Kreislauf-Erkrankungen ist seit Mitte der 80er-Jahre rückläufig – bei Männern stärker als bei Frauen. Vor allem die Todesursache Herzinfarkt, die für ein Drittel der Herztodesfälle verantwortlich zeichnet, ist nach steigenden Raten bis 1984 in den nachfolgenden Jahren deutlich gefallen. Die Werte dieser Krankheitsgruppen entsprechen zwar dem gesamteuropäischen Durchschnitt, sind aber knapp höher als die Durchschnittszahlen der EU.

Die Ergebnisse einer wissenschaftlichen Arbeit zum Thema Frauen und Herz-Kreislauf-Erkrankungen (1998) zeigen bedeutende Geschlechtsunterschiede in den kardiologischen Patientenkarrieren. Besondere Schwerpunkte der Forschung waren Zuweisungsunterschiede zur invasiven Diagnostik und Therapie sowie Mortalitätsunterschiede. Es sterben mehr Frauen als Männer einen Herztod (38,8% vs 35,2%). Der Anteil bei der Todesursache koronare Herzkrankheit ist für Frauen und Männer etwa gleich groß, jeweils 50%. Bei der Aufnahme in die Klinik (Universitätsklinik Innsbruck, Kardiologie) mit akutem Herzinfarkt ist der Prozentsatz 35,2% Frauen und 64,8% Männer, an der Intensivstation 32,9% Frauen und 67,1% Männer, bei der trombolytischen Therapie 37% Frauen und 67,1% Männer. Bei der Myokardszintigraphie beträgt der Frauenanteil 42,8% und jener der Männer 57,2%, bei der Koronarangiographie 33,9% und 66,1%. Bei den Bypassoperationen beträgt das Verhältnis 25,7% Frauen gegenüber 74,3% Männern. Die Frauenprozente steigen bei der Spitalsmortalität. Nach akutem Herzinfarkt ist der Frauenanteil 40,5%, der Männer 59,5%, nach Bypassoperationen 75,0% zu 25,0%.

Zusammenfassend „verschwinden" die Frauen auf dem Weg zu und durch die kardiologische invasive Klinikmedizin. Dieser Trend zeigt sich wesentlich stärker in der Prähospital- als in der Hospitalphase.

Herz-Kreislauf-Erkrankungen – Internationaler Vergleich

Innerhalb Europas bzw. der angrenzenden östlichen Nachbarländer zeigt sich ein deutliches Ost-West-Gefälle. Die mit Abstand höchsten Sterbeziffern waren in den Staaten Mittel-, Südost- und Osteuropas sowie den östlich angrenzenden Staaten zu finden. Männer in der Russischen Föderation, Moldawien und der Ukraine haben ein 4,5fach höheres Sterberisiko als z.B. in Frankreich mit der niedrigsten Sterbeziffer (gefolgt von Spanien und der Schweiz). Bei den Frauen ein ähnliches Bild: niedrige Sterblichkeit in Frankreich, der Schweiz und Spanien, hohe in Moldawien, der Ukraine, der Russischen Föderation und Bulgarien. Österreich ist bei beiden Geschlechtern im Mittelfeld zu finden.

Internationaler Vergleich			
Altersstandardisierte Sterblichkeitsraten kardiovaskulärer Erkrankungen			
Land	Jahr	Männer	Frauen
Bulgarien	2001	855,2	592,2
Dänemark	1999	336,2	210,4
Deutschland	2004	315,2	218,6
Finnland	2004	335,0	182,5
Frankreich	2002	210,1	123,2
Griechenland	2004	343,3	284,4
Irland	2002	354,3	213,5
Italien	2001	280,0	184,0
Lettland	2001	792,5	443,6
Litauen	2004	692,6	416,5
Niederlande	2004	252,7	155,8
Norwegen	2003	273,,3	169,1
Österreich	**2005**	**287,3**	**203,0**
Polen	2004	510,2	314,2
Portugal	2003	298,7	221,3
Rumänien	2004	762,0	558,1
Russische Föderation	2004	1.126,4	639,8
Schweden	2002	307,9	192,3
Schweiz	2002	237,7	153,2
Slowenien	2004	353,9	222,6
Spanien	2004	210,8	140,9
Tschechien	2004	530,9	356,9
Ungarn	2003	647,5	409,5

Kardiovaskuläre Risikofaktoren: Epidemiologie und Bedeutung

Verschiedene exogene und endogene Faktoren sind an der Entstehung der Atherosklerose maßgeblich beteiligt. Endogene genetisch bedingte Stoffwechseldefekte führen zu erheblich gesteigertem Risiko. Die Familienanamnese und das Geschlecht, mit denen indirekt eine ganze Reihe endogener Faktoren erfasst werden, haben die höchste Voraussagekraft aller Risikofaktoren.

Die exogenen Faktoren sind stark vom Lebensstil abhängig. Vor allem die Ernährung ist für das Auftreten verschiedener Risikofaktoren wie etwa Fettstoffwechselstörungen, Hypertonie, Diabetes mellitus, Übergewicht und Gerinnungsstörungen wesentlich. Weitere wichtige Lebensstilvariablen sind Rauchen und Freizeitgewohnheiten.

Risikofaktoren

- Fettstoffwechselstörung
- Hypertonie
- Rauchen (siehe Kapitel *Rauchen*)
- Nicht-insulinabhängiger Diabetes mellitus, metabolisches Syndrom
- Gerinnungsstörungen
- Übergewicht (Adipositas, siehe Kapitel *Ernährung – Adipositas*)
- Positive Familienanamnese

(mehr zu Fettstoffwechselstörung, Hypertonie, Diabetes mellitus und Gerinnungsstörungen siehe unten).

Von den primären Risikofaktoren sind **Hypercholesterinämie, Zigarettenkonsum und Hypertonie** am bedeutendsten. *Abhängig vom Ort der Lokalisation (koronar, cerebral, peripher) hat einer dieser drei Risikofaktoren die jeweils höchste Pathogenität.* So ist Hypercholesterinämie Risikofaktor Nummer 1 für ischämische Herzkrankheiten, während es bei cerebrovaskulären Erkrankungen die Hypertonie und bei peripheren Läsionen das Zigarettenrauchen ist.

Manifester **Diabetes mellitus** ist für das Individual-Risiko von sehr entscheidender Bedeutung ist. Genaue Zahlen zur Diabetes-Epidemiologie liegen für Österreich nicht vor. Die WHO spricht von etwa 130.000 Diabetikern, diese Zahl ist sicherlich viel zu niedrig. Schätzungen auf Basis der Verkaufsdaten von Insulin und oralen Antidiabetika liegen bei 300.000 bis 315.000 Diabetikern. Die Dunkelziffer ist hoch. Generell zeichnet sich eine steigende Tendenz ab.

Risikofaktoren für kardiovaskuläre Erkrankungen	
Herzinfarkt	1. Hypercholesterinämie
	2. HDL-Cholesterin < 35 mg/dl
	3. Zigarettenrauchen
	4. Hypertonie
	5. Hyperglykämie/Diabetes mellitus
	6. (indirekt) Adipositas
	7. körperliche Inaktivität
Apoplex	1. Hypertonie
	2. ischämische Herzerkrankungen
	3. Diabetes mellitus
	4. Adipositas
Periphere Läsionen	1. Zigarettenrauch-Inhalation
	2. Diabetes mellitus
	3. Hypercholesterinämie, -triglyzeridämie
	4. ischämische Herzerkrankung

1 Fettstoffwechselstörungen

Stoffwechselstörungen wie Hypercholesterinämie und Hypertriglyzeridämie gehören zu den Hauptrisikofaktoren für Atherosklerose und sind damit Ursache für bedrohliche Erkrankungen wie KHK und Schlaganfall.

Der durchschnittliche Cholesterinwert eines erwachsenen und gesunden Österreichers liegt bei ungefähr 225 mg/dl: Etwa 25% der gesunden Erwachsenen weisen Werte von unter 200 mg/dl, ungefähr 25% von 200–250 mg/dl auf. Somit bestehen bei rund 50% der österreichischen Bevölkerung Cholesterinwerte von mehr als 250 mg/dl!

Hyperlipidämien treten vor allem als Folge langjähriger Fehlernährung auf. Häufig sind diese Störungen mit einem Diabetes mellitus Typ 2 verbunden, dessen Entstehung ebenfalls durch falsche Ernährungsgewohnheiten begünstigt wird.

Die wesentlichsten Faktoren sind dabei ein zu hoher Gesamtfett-Konsum, vor allem von gesättigten Fetten, unzureichende Aufnahme komplexer Kohlenhydrate und zu hohe alimentäre Cholesterinzufuhr.

Hypercholesterinämie und koronare Herzkrankheiten

Der kausale Zusammenhang zwischen Hypercholesterinämie und Entstehung der koronaren Herzkrankheit (KHK) ist durch eine Vielzahl von Studien gesichert (z.B. Framingham Study, 1971, The Stockholm Prospektive Study, 1985, u.a.). Eine Hypercholesterinämie gilt heute als eine der Hauptursachen für die Atherosklerose der Koronar-Arterien und die damit verbundene vorzeitige Koronarmorbidität und -mortalität. Das Risiko der KHK steigt – sowohl bei Männern als auch bei Frauen – proportional zur Serumkonzentration des Gesamtcholesterins und LDL-Cholesterins. Erhöhte Serumtriglyceride sind ebenfalls als signifikanter Prädiktor der KHK zu werten.

Wegen der ausgeprägten Atherogenität des LDL-Cholesterins stellt die Optimierung des Cholesterinmanagements für alle Bevölkerungsgruppen mit LDL-Cholesterin-Werten > 130 mg/dl eine wichtige präventive Aufgabe dar. In der Sekundärprävention sind Werte < 100 mg/dl anzustreben. Dies ist besonders bei Vorliegen zusätzlicher Risikofaktoren wie Nikotinabusus, Diabetes mellitus, arterieller Hypertonie oder einem früheren Myocardinfarkt wichtig.

Hypercholesterinämie und Diabetes mellitus Typ 2

Patienten mit Diabetes mellitus Typ 2 weisen in der Regel eine deutliche Minderung des vaskuloprotektiven Effektes des HDL-Cholesterins auf. Dies resultiert aus niederen Werten des HDL-Cholesterins und vor allem der HDL2-Subfraktion. Der zentripetale Rücktransport von Cholesterin ist dadurch deutlich eingeschränkt.

Gleichzeitig finden sich bei Typ-2-Diabetikern LDL-Cholesterin-Partikel, die kleiner und dichter sind (small-dense- oder auch Typ-B-LDL-Cholesterin). In Abhängigkeit von der Glykämie können ihre Apoproteine (besonders Apo B100) unterschiedlich stark glykiert werden. Zudem sind sie besonders bei schlechter Diabeteseinstellung und bei Rauchern einem starken oxidativen Stress ausgesetzt. Daraus resultiert das small-dense-glykoperoxi-LDL-Cholesterin, das um ein Vielfaches atherogener ist als das Typ-A-LDL-Cholesterin.

Der verminderte Gefäß-Schutz durch vermindertes und qualitativ verändertes HDL-Cholesterin und die weitaus größere Atherogenität des LDL-Cholesterins erfordern daher bei Diabetikern eine aggressive Cholesterinsenkung.

Familiäre Hypercholesterinämie

Bei der Familiären Hypercholesterinämie liegt ein genetisch bedingter, erblicher LDL- Rezeptordefekt vor, der zu dramatisch erhöhten Cholesterinwerten führen kann: 200–450 mg/dl bei heterozygoten Merkmalsträgern (Prävalenz 1:500) und > 450 mg/dl bei homozygoten Merkmalsträgern (Prävalenz 1:1.000.000). Diätische Maßnahmen allein reichen in der Therapie nicht aus, sie können die medikamentöse Therapie aber unterstützen.

Therapie der Hypercholesterinämie

Die rechtzeitige und effiziente Therapie der Hypercholesterinämie könnte in vielen Fällen das Auftreten von vaskulären Komplikationen vermeiden. Die wichtigste Maßnahme zur Senkung der Blutfette stellt die Umstellung der Ernährung auf Fett unter 30% der Energie pro Tag dar. Tatsächlich beträgt in Österreich der tägliche Fettkonsum durchschnittlich 40% Energie. Das Einhalten einer fettreduzierten und -modifizierten Diät erfordert viel Disziplin und ist oft wenig erfolgreich. Eine Reduktion des Serumcholesterinspiegels um ca. 10% ist nur durch eingehende Instruktion und konsequente Führung der Patienten erreichbar.

Das Erreichen der Lipid-Zielwerte ist sowohl für noch gesunde Menschen mit erhöhten Lipidspiegeln als auch für KHK-Hochrisikogruppen von besonderer Bedeutung (siehe Tabelle).

Richtlinien des Cholesterin-Konsensus 1995 (ACCC)			
	Normalbereich	Risiko	Hohes Risiko
Gesamtchol. (TC)	< 200	200–250	> 250
LDL-C	< 130	130–160	> 160
Quotient (TC/HDL-C)	< 4	4–5	> 5
Screening mit Gesamtcholesterin:			
➢ Normalwert: Kontrolle 5 Jahre			
➢ Risiko -> Chol/HDL, LDL, Risikofaktoren			
Sekundärprävention:			
➢ Gesamtcholesterin < 160, LDL < 100, Chol/HDL < 3			
LDL-Apherese:			
➢ Primäre Prävention: Chol > 300, Sekundäre Prävention: LDL > 190			

H. Sinzinger, H. Kritz, B. Schwarz, Wien Klin Wochenschr (1995) 107/18:537–539

Low-Density-Lipoprotein-Cholesterin (LDL-C)

Das Gesamtcholesterin ist ein wichtiger Screening-Parameter, der im Allgemeinen gut mit dem Koronarrisiko korrelliert. Die Korrelation beruht auf der Tatsache, dass die wichtigste pathogene Komponente, das LDL-C, im Durchschnitt etwa zwei Drittel des Gesamtcholesterins umfasst. Zur genaueren Beurteilung des Fettstoffwechsels, insbesondere beim Individuum, ist jedoch die differenziertere Betrachtung notwendig. Die wünschenswerten Normalbefunde für LDL-C von Erwachsenen sind unter 130 mg/dl (3,36 mmol/l), Werte von 130 bis 160 mg/dl werden mit Risiko (3,36–4,14 mmol/l), Werte über 160 mg/dl (4,14 mmol/l) mit hohem Risiko für koronare Herzkrankheiten assoziiert.

High-Density-Lipoprotein-Cholesterin (HDL-C)

HDL fördern den Reverse Cholesterol Transport von der Peripherie zur Leber und wirken damit der Ablagerung von Cholesterin in den Gefäßen entgegen. Ihre Konzentration ist deshalb mit ischämischen Herzerkrankungen und mit dem akuten Myokardinfarkt negativ korreliert. Einige Studien konnten zeigen, dass sie ein sehr guter Prädiktor für das Koronarrisiko sind; sie werden neben der Familien-Anamnese als der wichtigste Einzelparameter zur Bestimmung des Koronarrisikos angesehen. Das HDL soll über 35 mg/dl liegen. Untersuchungen in Österreich ergaben, dass die HDL-C Werte im Mittel bei Männern etwa 50 mg/dl bzw. bei Frauen etwa 60 mg/dl betragen, wobei im Westen die Werte höher sein dürften als im Osten. Diese Unterschiede korrelieren mit der übrigen Risikofaktorenverteilung in den Bundesländern und den Unterschieden im Bereich der Sterblichkeitsraten.

Triglyzeride

Nüchtern-Triglyzeridwerte sind als koronarer Risikofaktor verglichen mit den genannten Fettstoffwechselparametern von geringerer Bedeutung. Werte unter 200 mg/dl (2,29 mmol/l) gelten als normal. Entgegen den vorgenannten Fettstoffwechselparametern zeigen die Triglyzeride eine deutliche Abhängigkeit vom Nüchternzustand. Die Mittelwerte liegen im Westen Österreichs bei Männern bei etwa 160 mg/dl (1,8 mmol/l), bei Frauen bei etwa 115 mg/dl (1,3 mmol/l), im Osten bei Männern bei 135 mg/dl (1,5 mmol/l) und bei Frauen bei 105 mg/dl (1,2 mmol/l).

2 Hypertonie

Ruheblutdruckwerte über 140 mmHg systolisch bzw. über 90 mmHg diastolisch sind als Hypertonie definiert. Nach dieser Definition leiden bis zu 25% der Erwachsenen in Industrieländern an Hypertonie. *Neueste Empfehlungen des Joint National Committee on Prevention, Evaluation and Treatment of High Blood Pressure (JNC) sprechen bei Blutdruckwerten von 120-139 mmHg und 80-89 mmHg von einem prähypertensiven Stadium* (siehe Tabelle). Das prähypertensive Stadium wurde deshalb eingeführt, weil Studien immer mehr Hinweise liefern, dass bei Menschen zwischen 45 und 75 Jahren sich das Risiko für Insult und Myokardinfarkt ab einem Blutdruck von 115/75 mmHg bei jeder Steigerung um 20/10 mm Hg verdoppelt. Mit der Einführung eines prähypertensiven Stadiums soll ein erzieherisches Zeichen für die Ärzte und die medizinische Öffentlichkeit gesetzt werden, den Blutdruck genauer zu kontrollieren.

Nach ätiologischen Gesichtspunkten unterscheidet man zwischen **primären und sekundären Hypertonieformen**. Mehr als 80% aller Hypertoniefälle sind primäre oder essentielle Formen. Diese sind dadurch charakterisiert, dass keine organische Ursache feststellbar ist. Ätiologische Faktoren der primären Hypertonie sind **hohe Natriumaufnahme, Übergewicht und genetische Faktoren**.

Risikofaktoren der Hypertonie

Gesicherte Risikofaktoren

❖ Vererbung
❖ Alter

- ❖ Geschlecht: Männer > Frauen
- ❖ Rasse (bei Schwarzen gehäuft)
- ❖ Adipositas
- ❖ Regelmäßiger Alkoholkonsum
- ❖ Nikotin
- ❖ Hohe Kochsalzzufuhr

Mögliche Faktoren

Veränderung im Natrium-, Kalium- und Calciumstoffwechsel (erhöhte Natriumpermeabilität der Zellen infolge eines Enzymdefektes), gesteigerte Aktivität des sympathischen bzw. hypothalamischen Nervenzentrums, gesteigerte Aktivität des Renin-Angiotensin-Aldosteron-Systems, Hyperreagibilität des Gefäßsystems, psychosozialer Stress.

Einteilung der Hypertonie

Als Beispiel für eine Klassifikation der Hypertonie wird die aktuelle, sehr vereinfachte Einteilung durch das Joint National Committee vom Mai 2003 dargestellt.

Blutdruck-Klassifikation	Syst. mm Hg	Diast. mm Hg
Normal	<120	< 80
Prähypertensives Stadium	120–139 oder	80–89
Hypertonie Stadium 1	140–159 oder	90–99
Hypertonie Stadium 2	>/=160 oder	>/= 100

Folgeerkrankungen der Hypertonie
- Zerebrovaskulärer Insult
- Koronare Herzkrankheit
- Herzinsuffizienz
- Myokardinfarkt
- Niereninsuffizienz
- Retinopathie
- Periphere arterielle Verschlusskrankheit

Mit der neuen Klassifikation ändert sich an den Empfehlungen für die medikamentöse Therapie nichts. Für Hypertoniker ohne weitere Risikofaktoren ist eine medikamentöse Therapie erst ab einem Blutdruck von 140/90 indiziert. Fehlen Organschäden, sollte die Therapie primär mit nicht-medikamentösen Maßnahmen im Sinne einer Lebensstilmodifikation erfolgen. Dazu zählen vor allem **Gewichtsreduktion, Kochsalzrestriktion, Alkoholreduktion, Raucherentwöhnung und Bewegung**. In vielen Fällen ist durch diese Maßnahmen das Behandlungsziel, ein diastolischer Ruheblutdruck von 90 mmHg oder darunter, zu erreichen.

Compliance

Das Compliance-Verhalten, d.h. die Bereitschaft, eine medizinische Empfehlung durchzuführen, hat sowohl im präventiven als auch im kurativen Bereich große Bedeutung. Ob sich jemand im Sinne präventiver Maßnahmen compliant oder non-compliant verhält, zeichnet sich vor allem im persönlichen Gesundheitsverhalten ab: Lebensführung, Einstellung zum medizinischen System, Inanspruchnahme von Vorsorgeuntersuchungen etc. Das **präventive Compliance-Verhalten** wirkt sich erst auf längere Sicht aus und wird nicht unmittelbar belohnt. Bei der **Kurativ-Compliance** geht es um das Befolgen von Ratschlägen und Therapien bei vorliegenden Erkrankungen.

Wir unterscheiden drei Stufen des Verhaltens:
- Die entsprechende Motivation muss vorhanden sein
- Von der Bewertung und den Erwartungen der jeweiligen medizinischen Empfehlung wird es abhängen, ob man sich compliant verhält oder nicht.
- Die Aufrechterhaltung eines einmal eingeschlagenen Verhaltens wird von den Konsequenzen abhängen, die das neue Verhalten nach sich zieht.

Als (subjektiv) gesunder Mensch erwartet man sich von der Einhaltung einer Präventivmaßnahme die Erhaltung seiner Gesundheit.
Bei der Kurativ-Compliance spielt die **subjektive Einschätzung** der Schwere der realen Erkrankung eine größere Rolle als der objektive medizinische Befund. Einen wesentlichen Aspekt stellt die Art der Erkrankung dar. Die *Compliance ist besonders schlecht bei:*
- chronisch Kranken,
- psychisch Kranken und bei
- Krankheitszuständen, die keine unmittelbaren Beschwerden verursachen, typisches Beispiel **Hypertonie.**

Das Aufrechterhalten der Compliance hängt zu einem großen Teil davon ab, ob sich positive Auswirkungen zeigen oder ob störende Nebenwirkungen auftreten. Positive Konsequenzen sind z.B. Wegfall des Leidensdruckes, Reduktion der Krankheitssymptome; Beispiele für negative Folgen sind das Auftreten von unangenehmen Nebenwirkungen, großer Aufwand und Lästigkeit einer Therapie oder Angst vor Medikamentensucht bei einer Langzeit-Therapie. Das Compliance Verhalten wird nur bei Überwiegen der positiven Konsequenzen aufrechterhalten werden können.

Faktoren der Non-Compliance bei Hypertonie
Non-Compliance ist eine häufiges Problem bei hypertonen Patienten. Nur 20% der männlichen und 40% der weiblichen Hypertoniker sind im üblichen Arzt-Patienten-Verhältnis fähig, eine Langzeittherapie durchzuführen. Faktoren hierbei sind Folgende:
* Patient misst der eigenen ungünstigen Lebensführung zu wenig Gewicht bei;
* fehlender Leidensdruck;
* unangenehme Nebenwirkungen der Medikamente;
* Empfehlung für geänderte Lebensführung reduziert die subjektive Lebensqualität;
* schlechte Organisation der Therapie; unzureichende Information; oft nur medikamentöse Einstellung, andere Maßnahmen werden nicht mit nötigem Nachdruck empfohlen;
* kognitive und emotionale Überforderung des Patienten – Folge: Resignation.

Verbesserung der Non-Compliance bei Hypertonie

* Patienten wiederholt aufklären: Lebenslange Krankheit, heimtückische Spätfolgen (Kardiovaskuläre Komplikationen, Invalidität etc.). Schleichenden Verlauf ohne Symptome betonen. Wissen und Zusammenhänge vermitteln.
* Nebenwirkungen? Vorzeitige Aufklärung hilft Compliance erhöhen. Ev. Präparat absetzen oder anderes Präparat.
* Lebensstilfaktoren ansprechen und positive Gewinne einer Verhaltensänderung unterstreichen. Alternativen aufzeigen helfen.
* Lebensstiländerung schrittweise angehen (zunächst Gewicht reduzieren, dann Rauchen aufhören etc.).
* Therapieschema überprüfen (Dosis ausreichend) und vereinfachen.
* Retard-Präparate und nach Austitrierung Kombinationspräparate einsetzen.
* Ambulante Hypertoniekontrolle mit Selbstmessung daheim.
* Auf Argumentation des Patienten eingehen: Nebenwirkungen?
* Hilfspersonen einbeziehen (insbesondere bei älteren Patienten).

Health Belief Model (HBM)

Teilnahme an vorbeugenden gesundheitlichen Maßnahmen

Attraktivität des Zieles	Erreichbarkeit des Zieles	Handlungsanreize
Wissen	Konsequenzerwartung	interne
Einstellungen	Kompetenzerwartung	externe
eigene Erfahrung Beobachtung	sprachliche Kommunikation Aktivierung	

Um die Wahrscheinlichkeit zu erfassen, mit der eine Person an einer vorbeugenden gesundheitlichen Maßnahme teilnimmt, bietet das Konzept des „Health-Belief-Model" eine Erklärungsgrundlage an.

Dieses geht davon aus, dass das Ziel eine gewisse Attraktivität aufweisen muss, Wissen und Einstellung spielen dabei eine Rolle. Weiters muss es dem Probanden wahrscheinlich erscheinen, das Ziel tatsächlich erreichen zu können. Er muss davon überzeugt sein, dass z.B. ein Gewichtsreduktionsprogramm zur Abnahme führt (Konsequenzerwartung), und er muss sich in der Lage sehen, das Programm so zu befolgen, dass tatsächlich die gewünschte Gewichtsabnahme eintritt (Effizienzerwartung). Das HBM fordert konkrete Handlungsanreize zum richtigen Verhalten, z.B. interne Auslöser wie Symptome oder externe Auslöser wie Therapiekontakte, telefonische Erinnerungen.

Effizienzerwartungen spielen eine zentrale Rolle bei Verhaltensänderungen, für die Entstehung von Effizienzerwartungen gibt es 4 Quellen: eigene Erfahrung, Beobachtung, sprachliche Kommunikation und Aktivierung (siehe auch Abbildung).

3 Nicht-insulinabhängiger Diabetes mellitus, metabolisches Syndrom

Während die Häufigkeit des insulinabhängigen Diabetes sich seit der Nachkriegszeit kaum verändert hat, hat die Häufigkeit des nicht-insulinabhängigen Diabetes mit dem wirtschaftlichen Aufschwung deutlich zugenommen. Nur ein Teil der Zunahme ist auf die gesteigerte Lebenserwartung zurückzuführen.

Nach **Definition der WHO** liegt ein metabolisches Syndrom dann vor, wenn zusätzlich zu einer Glucoseintoleranz, gestörter Glucosetoleranz oder Diabetes Typ 2 und/oder Insulinresistenz mindestens zwei der folgenden Kriterien anzutreffen sind:

- Störungen der Glucoseregulation oder Diabetes mellitus
- Insulinresistenz
- Hypertonie (> 140/90 mmHg)
- Erhöhte Plasmatriglyceride (> 150mg/dl) und/oder niedriges HDL (< 35 bei Männern und < 39 bei Frauen)
- Abdominelle Adipositas
- Mikroalbuminurie
- Einige weitere Komponenten sind bekannt, für die Diagnose allerdings nicht notwendig

Der nicht-insulinabhängige Diabetes ist durch eine primäre Insulinresistenz, eine dadurch verminderte Insulinwirkung und zumindest im Frühstadium durch eine kompensatorische Hyperinsulinämie gekennzeichnet. Zu diesem Zeitpunkt entstehen bereits Gefäßveränderungen. Die Insulinresistenz betrifft quantitativ in erster Linie das Muskelgewebe, aber auch das Fettgewebe und die Leber.

In vielen Fällen ist die Hyperinsulinämie bei Übergewichtigen anzutreffen. Sie wird durch Übergewicht und fehlende körperliche Aktivität aggraviert, ist aber nicht alleine darauf zurückzuführen. Weitere koronare Risikofaktoren, die mit der Insulinresistenz assoziiert werden, sind Hypertonie, Fettstoffwechselstörungen (niedriges HDL-C, erhöhte Triglyzeride) und Veränderungen der Hämostase. Auch Zigarettenrauchen kann die Ausbildung einer Insulinresistenz fördern.

Die Hypertonie im Rahmen der Hyperinsulinämie ist Folge von Elektrolytverschiebungen, die zu einer Gesamtkörpernatrium-Erhöhung und somit Erhöhung des zirkulierenden Volumens und einer gesteigerten Gefäßreagibilität (intrazelluläre pH-Verschiebung) führen. Weiters bestehen eine erhöhte Sympathikusaktivität und Überempfindlichkeit gegen vasopressorische Substanzen.

Insulin hemmt die VLDL-Sekretion in der Leber. Die Triglyzeridspiegel steigen, HDL-C sinkt. Weiters kommt es zu einer vermehrten Cholesterinsynthese. Die Steigerung der sympatho-adrenergen Aktivität könnte zu den beobachteten Fettstoffwechselstörungen beitragen.

Die sekundäre Hyperlipidämie führt zu einer Steigerung der Thrombozytenfunktion, der plasmatischen Gerinnung und des Prostaglandinsystems im Sinne einer Aktivierung der Hämostase. Triglyzeride und Fettsäuren fördern zusätzlich die Aktivierung von Gerinnungsfaktoren. Insulin ist darüber hinaus ein potenter Wachstumsfaktor, der die Proliferation der glatten Muskelzellen fördert.

Das Atherosklerose-Risiko des insulin-unabhängigen Diabetikers geht daher nicht nur von dessen diabetischer Stoffwechsellage aus. Hyperglykämie ist mit einem schlechteren Profil von koronaren Risikofaktoren kombiniert. Die Hyperglykämie und die eingeschränkte Glukosetoleranz treten klinisch manifest oft erst auf, nachdem im Rahmen des metabolischen Syndroms einer oder mehrere der anderen Risikofaktoren etabliert sind.

4 Gerinnungsstörungen

Hohe Fibrinogenspiegel werden mit erhöhtem Risiko für ischämische Herzerkrankungen und Schlaganfall assoziiert. Weiters wurden sie bei Patienten mit peripherer Verschlusskrankheit und nach akutem Myokardinfarkt, insbesondere nach Rezidiven, beobachtet. Neben der Bedeutung als Risikoindikator gilt Fibrinogen auch als unabhängiger Risikofaktor mit kausaler Bedeutung in der Atherogenese. Die kausale Bedeutung beruht auf den Beziehungen zur Blutviskosität, der Plättchenaggregation und der Thrombusgröße.

Globale Epidemiologie – Trends bis 2020

Um zu beurteilen, welche Präventionsmaßnahmen heute sinnvoll sind, ist es notwendig, die prognostizierten Häufigkeiten in den nächsten Jahren zu kennen, in denen die heutigen Präventionsmaßnahmen wirksam werden. Im Mai 1997 wurde von Murray und Lopez in vier aufeinanderfolgenden Nummern des Journals Lancet eine von der Weltbank in Auftrag gegebene Untersuchung publiziert, die sich mit weltweiten Szenarien von Lebenserwartung sowie Erkrankungs- und Todesursachen beschäftigte. Die Autoren stellten fest, dass *„die Gesundheitstrends in den nächsten 25 Jahren vor allem vom Alterszuwachs der Weltbevölkerung, der Abnahme altersspezifischer Todesraten der Infektionskrankheiten, Gesundheitsstörungen im Rahmen der Mutterschaft, der Perinatalperiode und durch Mangelernährung geprägt sein werden, sowie durch die Zunahme der HIV-Infektionen und der Tabak-assoziierten Erkrankungen"*.

Die Lebenserwartung wird bei Frauen in allen Regionen der Erde zunehmen. Die größten Zuwächse werden für Afrika südlich der Sahara prognostiziert. Die Lebenserwartung von Frauen wird in den etablierten Marktwirtschaften an 90 Jahre heranreichen. Die geringsten Zuwächse werden für Frauen aus dem ehemaligen Ostblock prognostiziert. Die Lebenserwartung der Männer wird in viel geringerem Ausmaß steigen als die der Frauen. Mit Ausnahme der ehemaligen Ostblockländer nimmt sie jedoch in allen Erdregionen zu. Die im Vergleich zu Frauen niedrigere Zunahme der Lebenserwartung der Männer ist in erster Linie auf die Rauchgewohnheiten zurückzuführen.

Für die Verbreitung von Erkrankungen ist wie erwähnt die demographische Entwicklung bedeutend. Alter und Geschlecht sind unter gegebenen Rahmenbedingungen die wichtigsten Faktoren für die Entstehung von Krankheiten. Über einen Zeitraum von einigen wenigen Jahren kann daher schon allein mit Hilfe von Bevölkerungsprognosen und unter der Voraussetzung fehlender einschneidender Ereignisse (z.B. fundamentale medizinische Fortschritte oder Katastrophen) die Entwicklung wichtiger Erkrankungen und Todesursachen prognostiziert werden.

Darüber hinaus ist Wohlstand der wichtigste Garant für Gesundheit. Im Gegensatz zum alltäglichen Sprachgebrauch, bei dem unter „Wohlstandskrankheiten" die modernen

Seuchen wie Herzinfarkt oder Krebsleiden subsumiert werden, ist dieser Begriff tatsächlich irreführend. Die „Wohlstandskrankheiten" fanden ihre Verbreitung dadurch, dass die klassischen Erkrankungs- und Todesursachen (Infektionskrankheiten und Mangelernährung) in den Hintergrund traten. Die Verbreitung dieser Erkrankungen ging parallel mit der Erhöhung der Lebenserwartung (z.B. durch drastische Verminderung der Säuglings- und Kindersterblichkeit) einher. Die weitere Steigerung der Lebenserwartung und des Gesundheitszustandes wird stark durch eine Verzögerung der Entwicklung der „Wohlstandskrankheiten" verursacht, vor allem bedingt durch Verbesserung sozioökonomischer Faktoren.

Infolge der demographischen Entwicklungen werden vor allem Erkrankungen mit stark ausgeprägter Altersabhängigkeit zunehmen. Dies lässt sich auch aus den Prognosen des Österreichischen Statistischen Zentralamtes (ÖSTAT) ableiten. Der Anteil der 60-Jährigen und älteren betrug 2000 20,7% und wird bis 2050 auf 27,2% der Gesamtbevölkerung ansteigen. Daher werden vor allem jene Leiden überproportional häufiger auftreten, die eine sehr starke Altersabhängigkeit haben und erst ab der 9. Lebensdekade stark gehäuft auftreten.

Zu diesen Erkrankungen gehören Herzinfarkte bei Frauen und Schlaganfälle, die sich vornehmlich in den Todesursachenstatistiken finden, aber auch Erkrankungen des Stütz- und Bewegungsapparates, insbesondere Osteoporose, und die Demenzerkrankungen. Prognosen gehen davon aus, dass z.B. die Zahl der von Demenz betroffenen Personen sich in Österreich von etwa 47.000 im Jahr 1990 auf etwa 114.000 bis zum Jahr 2050 vermehren wird, das entspricht dem 2,4-fachen. Ein starker Zuwachs wird schon für die Jahre bis 2020 prognostiziert.

Das Krankheitsspektrum in den entwickelten Ländern wird im Jahr 2020 dem weltweiten Szenario ähneln. Jeweils die gleichen Krankheitsgruppen bilden die fünf häufigsten. Bei den Disability Adjusted Life Years (i.e. die Summe aus verlorenen Lebensjahren und Krankheitsjahren) sind in entwickelten Ländern ischämische Herzerkrankungen und Schlaganfälle auf den Plätzen eins und zwei, gefolgt von unipolaren Depressionen auf Rang drei, Krebserkrankungen von Trachea, Bronchien und Lunge auf Platz vier und Straßenverkehrsunfällen auf Platz fünf.

Reihenfolge der weltweit 15 häufigsten Todesursachen des Jahres 1990 und des Jahres 2020 und deren Positionsveränderung

Todesursache Position 1990	Position 2020	Veränderungen gegenüber 1990
Die 15 häufigsten im Jahr 1990		
1. Ischämische Herzerkrankungen	1.	0
2. Zerebrovaskuläre Erkrankungen	2.	0
3. Erkrankungen der unteren Atemwege	4.	▼ 1
4. Durchfallerkrankungen	11.	▼ 7
5 Perinatale Erkrankungen	16.	▼ 11
6. Chronisch obstruktive Lungenerkrankungen	3.	▲ 3
7. Tuberkulose		7.
8. Masern	27.	▼ 19
9. Straßenverkehrsunfälle	6.	▲ 3
10. Krebs von Trachea, Bronchus oder Lunge	5.	▼ 5
11. Malaria	29.	▼ 18
12. Eigenverschuldete Unfälle	10.	▲ 2
13. Leberzirrhose	12.	▲ 1
14. Magenkrebs	8.	▲ 6
15. Diabetes mellitus	19.	▼ 4
Unter den 15 häufigsten im Jahr 2020		
16. Gewaltverbrechen	14.	▲ 2
20. Kriegsopfer	15.	▲ 5
21. Leberkrebs	13.	▲ 8
30. HIV-Infektionen	9.	▲ 21

Die Herausforderungen an die jeweiligen Gesundheitssysteme durch den Tabakkonsum lassen sich aus den prognostizierten Zahlen der jährlich assoziierbaren Todesfälle ableiten, die weltweit von 3 Millionen im Jahr 1990 auf 10 Millionen im Jahr 2020 ansteigen werden (siehe Tabelle). Absolut wird die Zunahme in etablierten Marktwirtschaften am geringsten sein (von 1,1 auf 1,3 Millionen), der Anteil an den weltweiten tabakassoziierbaren Todesfällen sinkt in diesen Ländern von 36,7% auf 15,5%. Die neuen Märkte der Tabakindustrie liegen besonders in Indien und China, wo auch die stärkste Zunahme stattfinden wird (Indien von 0,1 auf 1,5 Millionen, China von 0,8 auf 2,2 Millionen).

Gesundheitsbewusstsein am Beispiel Blutdruck

Zur Kontrolle von Risikofaktoren in der Bevölkerung ist es notwendig, Defizite und Schwächen im Wissen und in der Einstellung zu identifizieren, um zielgruppenspezifisch intervenieren zu können. Im Folgenden ist ein Beispiel für die Evaluierung von Gesundheitskampagnen zum Risikofaktor Bluthochdruck angeführt:

A. Schmeiser-Rieder, U.Kunze: Blood pressure awareness in Austria. A 20-year evaluation, 1978-1998. European Heart Journal, 21: 414-420, 2000

Zusammenfassung

Im Jahr 1978 wurde eine große Aufklärungskampagne zum Thema „Blutdruck" in Österreich durchgeführt, um die Menschen über die Gefahren von zu hohem Blutdruck und die Notwendigkeit einer Behandlung zu informieren. In den 20 Jahren nach dieser Kampagne (zwischen 1978 und 1998) wurden insgesamt 5 repräsentative Bevölkerungsumfragen durchgeführt, um das Wissen der Bevölkerung zu diesem Thema zu erfassen. Die Umfrage direkt im Anschluss an die Aufklärungsaktionen zeigte die besten Ergebnisse, in den darauffolgenden Umfragen ging das Wissen teilweise stark zurück. 1978 gaben 10% der Befragten an, ihren Blutdruck nicht zu kennen, in der Umfrage aus dem Jahr 1998 waren es 14%. 1978 gaben 49% an, dass ihr Blutdruck in den letzten 3 Monaten gemessen worden war, 1998 waren es nur mehr 34%.

Aus diesen Ergebnissen kann man schließen, dass die Aufklärungskampagne nur einen temporären Effekt in der Verbesserung des Wissens brachte.

Daher muss Aufklärung und Information zu den verschiedensten Themen aus dem Bereich der Gesundheit/Vorsorge kontinuierlich verlaufen, um ein Vergessen und damit das Absinken des Gesundheitsbewusstseins zu verhindern.

Literatur

Bratusch-Marrain P., Waldhäusl W. (1987): Hepatische und periphere Insulinresistenz als Ursache der Hyperglykämie bei nicht-insulinabhängigem (Typ-2) Diabetes mellitus. Eine Übersicht. Wiener Klin.Wochenschr. 99, 211.

European Atherosclerosis Society (1987): Strategies for the prevention of coronary heart disease. Europ Heart J 8, 77.

Kannel W.B., D'Agostino R.B., Belanger A.J. (1987): Fibrinogen, cigarette smoking, and risk of cardiovascular disease: insight from the Framingham study. Am.Heart.J., 113, 1006.

Kunde M., Schwarz B. (1990): Epidemiologie der Atherosklerose und der Fettstoffwechselstörungen. WMW 140, 94.

Kunze M., Rosenberger A., Mitsche N., Kunze U., Schmeiser-Rieder A. (1996): Gesundheitsmonitor (SERMO-Studie), ein neuer epidemiologischer Dienst, Mitteilungen der österreichischen Sanitätsverwaltung, 97 (5): 237–238.

Kunze M., Schwarz B. (1988): Prävalenz der Hypercholesterinämie in Österreich. Therapiewoche Österreich 9, 823.

Kunze M, Schwarz B., Bayer P., Binder B., Bischof HP., Enenkel W., Friedl HP., Haider M., Heyden S., Irsigler K., Kaliman J., Koller W., Kostner G., Kubicek F., Leibetseder J., Pichler M., Rhomberg

HP., Sandhofer F., Sinzinger H., Unger F., Widhalm K. (1988): Atheroskelrosebericht. Institut für Sozialmedizin der Universität Wien, Österreichische Gesellschaft für Hygiene, Mikrobiologie und Präventivmedizin Wien (Hrsg.), Wien.

Murray C.J.L., Lopez A.D. (1997a): Mortality by cause for eight regions of the world: Global burden of disease study. Lancet 349, 1269.

Murray C.J.L., Lopez A.D. (1997b): Regional patterns of disability-free life expectancy and disability-adjusted life expectancy. Lancet 349, 1347.

Murray C.J.L., Lopez A.D. (1997c): Global mortality, disability, and the contribution of risk factors: Global burden of disease study. Lancet 349, 1436.

Murray C.J.L., Lopez A.D. (1997d): Alternative projections of mortality and disability by cause 1990–2020: Global burden of disease study. Lancet 349, 1498.

Schmeiser-Rieder A., Kunze U. (1995), Blutdruckbewußtsein in Österreich: Hinweise auf ein zunehmendes Informationsdefizit, Wien Kin. Wochenzeitschrift, 107/16:493–499. Als Scientific News im Newsletter der International Hypertension League angeführt, Februae 1996; Otto-Loewi-Preis 1996.

4 ERNÄHRUNG

Ernährungspsychologische Aspekte

Die Nahrungsaufnahme orientiert sich am *Bedarf des Organismus* und an den *Bedürfnissen des Menschen*. Diese beiden Aspekte müssen nicht immer im Einklang stehen und unterliegen verschiedenen Einflüssen. Durch Analyse seines eigenen Essverhaltens können diese Einflüsse erkannt werden, und es besteht die Möglichkeit, Veränderungen durchzuführen.

Wenn man das Essen oder Trinken als erlerntes Verhalten betrachtet, so meint man, dass ohne besonderen *Bedarf des Organismus* – also ohne Hunger- oder Durstgefühl – zu Essbarem oder Getränken gegriffen wird: aus Gewohnheit, um etwas „Bestimmtes" zu erreichen oder aus einer Art Nachahmungstrieb heraus, weil andere auch gerade etwas essen oder trinken. Hunger- oder Durstgefühl löst einen unangenehmen Spannungszustand aus, der durch Aufnahme von Nahrung oder Trinken abgebaut werden kann. Die Sättigung oder das Wegfallen des Durstgefühls stellt einen Verstärker, eine Belohnung dar: Der *Bedarf des Organismus* ist gedeckt und Wohlbefinden stellt sich ein. So funktioniert auch der äußerst sinnvolle angeborene Mechanismus, der uns veranlasst, die entsprechenden „Vitalstoffe" zuzuführen und so unser Leben aufrechtzuerhalten.

Verhaltensweisen und deren Einfluss auf das Körpergewicht

Sehr häufig werden bereits beim Säugling nicht nur die (unangenehmen) Gefühle von Hunger und Durst, sondern auch andere Unbehagensäußerungen mit Nahrung beantwortet. Es wird also gelernt, Angst, Alleinsein oder Langeweile mit Hunger gleichzusetzen. Der entsprechende Bewältigungsmechanismus, der sich bis ins Erwachsenenalter erhalten kann, heißt „Essen" oder „Trinken". In diesem Fall werden bestimmte *Bedürfnisse des Menschen* abgedeckt, wobei zu klären wäre, ob nicht andere Methoden hilfreicher – und vor allem ohne den Nebeneffekt, „zuviel zu essen" und dadurch zuzunehmen – sein könnten. Man kann also davon ausgehen, dass Übergewichtige deshalb mehr an Gewicht haben, als sie es haben sollten oder möchten, weil sie sich an ein „ungünstiges Ernährungsverhalten" gewöhnt haben.

„Ungünstig" kann vieles bedeuten, wie etwa

- eine regelmäßig zu hohe Energieaufnahme, d.h. die täglich verzehrten Nahrungsmittel haben zuviel Energie;
- zu geringe körperliche Aktivitäten im Vergleich zur Nahrungsaufnahme, d.h. es werden jeden Tag durch Nahrung mehr Kalorien aufgenommen, als durch Arbeit und Bewegung verbraucht werden können;
- bestimmte Verhaltensweisen, die die Neigung zu Übergewicht unterstützen, wie z.B. hastiges Essen, unkontrolliertes Essen zwischen den Mahlzeiten, Naschen oder Knabbern beim Fernsehen etc.

Adipositas (Übergewicht)

Übergewicht und Adipositas sind heute in den westlichen Industriestaaten bereits eine Epidemie, es handelt sich um das weltweit am schnellsten wachsende Gesundheitsrisiko. Die Prävalenz hat in den letzten 10 Jahren besonders stark zugenommen, vor allem bei Kindern, Jugendlichen und jungen Frauen.

Weltweit sind bereits mehr als 250 Millionen Personen adipös, eine Trendwende ist nicht absehbar. 37% der erwachsenen ÖsterreicherInnen sind übergewichtig (BMI 25–29) und 9,1% adipös (BMI > 30). Die Prävalenz ist bei beiden Geschlechtern gleich, Männer sind deutlich häufiger übergewichtig als Frauen (54,3% vs. 21,3%). Während Unter- und Normalgewicht in den jüngeren Altersgruppen die höchsten Prävalenzen aufweisen, sind bei den Männern die 55- bis 64-Jährigen und bei den Frauen die 65- bis 74-Jährigen am häufigsten übergewichtig und adipös. In den Bundesländern zeigt sich ein deutliches Ost-West-Gefälle (Burgenland mit 13,1% höchste Prävalenz, Salzburg mit 6,2% niedrigste Prävalenz).

Die Ursache dafür muss im Lebensstil der Betroffenen gesucht werden, da ungünstige Ernährungs- und Bewegungsgewohnheiten als Hauptursache anzusehen sind. Aufgrund der epidemiologischen Situation und des Risikos für Begleit- und Folgekrankheiten ist es künftig besonders wichtig, das Problembewusstsein zu stärken, Präventionsmaßnahmen zielgruppenspezifisch zu forcieren und den Betroffenen eine professionelle Therapie anzubieten.

Medizinische Definition

Über das Normale hinausreichende Ansammlung von Körperfett; Fettgewebsanteil ist erhöht, wenn er bezogen auf das Gesamtkörpergewicht bei Männern einen Grenzwert von 20% und bei Frauen von 25% überschreitet; wird heute als chronische Gesundheitsstörung verstanden.

Body-Mass-Index (BMI)

Der BMI ist eine einfache und genau durchführbare Methode, um den Ernährungsstatus zu beschreiben. Er löste den veralteten Broca-Index ab.

Berechnung nach der Formel: Gewicht (kg) dividiert durch Körpergröße (m) im Quadrat (kg/m^2)

Da der BMI das Körpergewicht in Relation zur Körpergröße bewertet, eignet er sich als Messmethode zur Risikobewertung besser als die alleinige Bestimmung des Gewichts. Auch das Gesamtkörperfett kann dadurch genauer bestimmt werden.

Adipositasklassifikation der WHO

	BMI kg/(m)²
Normalgewicht	18,5–24,9
Übergewicht	25,0–29,9
Adipositas Grad I	30,0–34,9
Adipositas Grad II	35–39,9
Extreme Adipositas Grad III	> 40

Bei einem BMI von 25,0 bis 29,9 nimmt das Risiko für die Entstehung von Folgeerkrankungen bereits zu.

Hautfaltendicke

Standardisierte Messung der subkutanen Fettschicht (meist an verschiedenen Körperstellen; lässt ungenaue, aber brauchbare Rückschlüsse auf die Körperfettmasse zu).

Taillenumfang

Dieser spiegelt die Masse des intraabdominalen Fetts wider und ist damit ein Maß für die viszerale Fettmenge. Ein Maßband wird horizontal um das Abdomen in Höhe des Beckenkammes gelegt, vermessen wird am Ende der Ausatmung. Eine abdominelle Adipositas liegt bei einem Taillenumfang von > 88 cm bei Frauen und > 102 cm bei Männern vor (optimal sind < 80 cm bei Frauen und < 94 bei Männern, Daten gelten für Menschen europäischer Abstammung).

Der Taillenumfang korreliert besser mit den viszeralen Fettdepots als die Waist-to-Hip-Ratio, weshalb er heute als besseres Maß für die Beurteilung des abdominellen Fettmusters und folglich eines erhöhten Gesundheitsrisikos gilt.

Taille-Hüft-Quotient (Waist-to-Hip-Ratio)

Maß zur Abschätzung der Fettverteilung. Errechnet sich aus dem Verhältnis von Taillen- zu Hüftumfang. Guter Parameter zur Erfassung der stammbetonten Adipositas. Diese ist ein *unabhängiger Risikofaktor zur Entstehung einer koronaren Herzkrankheit* (androider zentraler Typ der Fettverteilung).

Normalwert Männer: bis 1,0 / Frauen: bis 0,8.

In der klinischen Praxis hat es sich als zweckmäßig erwiesen, die Bevölkerung bezüglich Körpergewicht und Gewichtsdisziplin zu gruppieren, wobei vier Typen unterschieden werden können:

- ❖ Normalgewichtige ohne Tendenz zur Gewichtszunahme,
- ❖ fakultative Adipöse mit guter Gewichtsdisziplin, die durch ausgeprägte Selbstkontrolle im Bereich des Normalgewichts bleiben,
- ❖ manifest Adipöse mit schlechter Gewichtsdisziplin, jedoch ausgeprägtem Wunsch nach Gewichtsreduktion,
- ❖ „maligne" Adipöse mit unkontrollierter Gewichtszunahme bzw. völliger Resignation.

Mit Adipositas assoziierte Krankheiten

Kardiovaskuläres System

Hypertonie ist die häufigste Begleitkrankheit der Adipositas, jeder zweite Adipöse ist betroffen. Die Inzidenz liegt ca. dreimal höher als bei Normalgewichtigen. Erfolgt eine Gewichtszunahme von 20%, ist die Entwicklung einer Hypertonie achtfach erhöht.

Weitere assoziierte Krankheiten sind: Koronare Herzkrankheit, Linksventrikuläre Hypertrophie, Herzinsuffizienz, venöse Insuffizienz, Insult, Krampfadern, erhöhtes Operations- und Narkoserisiko.

Metabolische und hormonelle Funktion
Diabetes mellitus Typ 2, Dyslipidämien, Hyperurikämie, Gicht, Niereninsuffizienz, Nierensteine.

Gerinnung
Hyperfibrinogenämie, Störung der Fibrinolyse.

Gastrointestinales System
Cholelithiasis, Fettleber, Refluxösophagitis, Bauchwandbruch.

Bewegungsapparat
Arthrose der großen Gelenke, degenerative Veränderungen der Wirbelsäule.

Pulmonal
Asthma, Dyspnoe, Belastungsdyspnoe, pulmonale Hypertonie, Schlafapnoe-Syndrom.

Neoplasien
Das Risiko einer Malignomerkrankung steht im Zusammenhang mit
- zu hoher Kalorienaufnahme,
- erhöhtem Gesamtfettgehalt,
- vermehrter Cholesterinaufnahme,
- Brust, Darm, Gebärmutter, Gallenblase, Eierstock, Pankreas, Prostata, Niere.

Psychosoziale und neuropsychiatrische Probleme
Reduzierte Beweglichkeit und Ausdauer, vermindertes Selbstbewusstsein, Isolation, Diskriminierung, Partnerprobleme, Berufsprobleme, Demenz, Depression, Ängstlichkeit.

Die Zusammenhänge von Übergewicht mit verschiedenen Erkrankungen und Todesursachen sind komplex. Aus Mortalitätsstatistiken geht hervor, dass die Sterblichkeit Übergewichtiger bei einem BMI von 30 deutlich ansteigt.

Realgewicht

Das *Idealgewicht* (BROCA minus 15% bei Frauen, minus 10% bei Männern) – aufgrund amerikanischer Lebensversicherungsstatistiken als das Gewicht mit der höchsten Lebenserwartung propagiert – verursacht nach wie vor Verunsicherung. V.a. von jüngeren Frauen wird dieser Wert als kosmetisch-ästhetische Norm herangezogen, was zu biologisch unsinnigen, willkürlichen Einschränkungen des Essverhaltens führen kann. Folge ist das „multiple Diätieren", das eine Reihe von Gesundheitsschäden nach sich ziehen kann, wie Ess- und Fertilitätsstörungen.

Es ist aus präventivmedizinischer Sicht nötig, den Begriff eines „idealen" Gewichts neu zu definieren, indem der häufig missinterpretierte Ausdruck „Idealgewicht" durch den Begriff **„Realgewicht"** ersetzt wird.

Das „Realgewicht" ist jenes Körpergewicht, das für das jeweilige Individuum
- leicht erreicht bzw. beibehalten werden kann,
- innerhalb des gesundheitlich unbedenklichen Normalgewichtsbereiches liegt,
- physisches, psychisches und soziales Wohlbefinden gewährleistet.

Es handelt sich um das Gewicht, das sich den Bedürfnissen der Person anpasst. Dass es individuelle Unterschiede hinsichtlich eines wünschenswerten Gewichts gibt, ist dadurch zu erklären, dass:

- die Nahrungsaufnahme unterschiedlich hormonell gesteuert sein kann, wobei Opioide stimulierend, Kalzitonin, Cholezystokinin, CRH und TRH hemmend wirken,
- durch die individuell unterschiedlichen Na/K-ATPase-Aktivitäten ein Einfluss auf den Energieverbrauch ausgeübt wird,
- der metabolische Umsatz individuell sehr variabel ist und die Kalorienzufuhr bei zwei Personen gleichen Gewichts und gleicher körperlicher Aktivität um bis zu 100% differieren kann,
- die Thermogenese von Mensch zu Mensch variieren kann.

Als Orientierungshilfe für jenes Körpergewicht, das leicht aufrechterhalten werden kann, lässt sich jenes Gewicht, das über lange Perioden im Erwachsenenalter bestanden hat, heranziehen. Lebensereignisse, die in ursächlichem Zusammenhang mit einer Gewichtszunahme stehen, sollten dabei besonders berücksichtigt werden, da anzunehmen ist, dass das Realgewicht jenem Gewicht entspricht, das vor dieser situationsbezogenen Zunahme bestanden hat.

Obwohl jede Gewichtsreduktion bei erhöhtem Körpergewicht einen Nutzen darstellt und selbst die Gewichtskonstanz von Gewinn sein kann, sollte sich das Realgewicht in jenem Bereich befinden, in dem aufgrund epidemiologischer Daten **kein statistisch gesichertes Erkrankungsrisiko** besteht.

Präventive Strategien

Übergewicht ist ein aus sozialmedizinischer Sicht bedeutsames Problem, da es

➢ in den Risikofaktormodellen diverser Zivilisationskrankheiten einen entscheidenden Stellenwert hat,

➢ eine in den industrialisierten Ländern weit verbreitete Erscheinungsform darstellt,

➢ aufgrund heutiger Erkenntnisse leicht vermeidbar wäre.

Im Zusammenhang mit dem Übergewicht steht die gesundheitsbewusste Ernährung. Eine der wichtigsten Maßnahmen wäre eine spätestens in der Schule einsetzende Ernährungserziehung.

Große Teile der Bevölkerung sind heute für Ernährungsfragen sehr aufgeschlossen. Dieser Umstand muss durch gezielte Information genützt werden. Gleichzeitig sollten die anzustrebenden Normalgewichtswerte – bzw. das den individuellen Gegebenheiten angepasste Realgewicht – in verstärktem Ausmaß propagiert werden. Somit sollte es möglich sein, die v.a. bei weiblichen Probanden durch multiples Diätieren hervorgerufenen Störungen des Essverhaltens weitgehend zu vermeiden.

Die zielführendsten Maßnahmen zur Bewältigung der Gewichtsproblematik scheinen über die Produktmodifikation und Verhaltensmodifikation (z.B. „Schlank ohne Diät", www.sod.at) zu laufen. Methoden zur Verhaltensänderung, unterstützt durch ein vielfältiges Angebot energiereduzierter Produkte, können – im Unterschied zu den meisten, kurzfristig durchgeführten Diäten – eine dauerhafte Gewichtsreduktion und damit ein verringertes Gesundheitsrisiko und besseres Wohlbefinden gewährleisten.

Das vom Institut für Sozialmedizin der Medizinischen Universität Wien entwickelte, wissenschaftlich erprobte und ständig den neuesten Erkenntnissen angepasste Programm **„Schlank-ohne-Diät"** – kurz SOD-Programm – wird von zahlreichen niedergelassenen Ärztinnen und Ärzten, Psychologinnen und Psychologen, Ernährungswissenschafterinnen und Ernährungswissenschaftern sowie von einigen Institutionen in ganz Österreich betreut.

Sollwerte für verschiedene Nahrungsbestandteile

- GESAMTENERGIE: Die tägliche pro-Kopf-Energiezufuhr sollte 2000–2400 kcal (8400–10000 kJ) betragen.
- FETTMENGE: Der Fettanteil sollte maximal 30 Prozent an der Energiezufuhr betragen.
- FETTART: Ein Fettsäurenverhältnis von 1:1:1 SAFA:MUFA:PUFA (saturated fatty acid: mono-unsaturated fatty acid: poly-unsaturated fatty acid) ist anzustreben. Der SAFA-Anteil sollte 10% sein, der MUFA-Anteil 10% und der PUFA-Anteil 8–10% bezogen auf die Gesamtenergie.
- CHOLESTERIN: Die tägliche Aufnahme sollte 300 mg nicht überschreiten.
- KOHLENHYDRATE: Der Kohlenhydratanteil sollte etwa 55–60 En% betragen. Die Zufuhr niedermolekularer Zucker sollte verringert, Polysaccharide deutlich erhöht werden. Die Ballaststoffzufuhr sollte ebenfalls deutlich höher sein.
- ALKOHOL: Der Alkoholkonsum sollte auf 0–20 g verringert werden.
- EIWEISS: Die Eiweißzufuhr sollte 11% der Gesamtenergie betragen.
- ANTIOXIDANTIEN: Die vermehrte PUFA-Zufuhr sollte mit adäquatem Konsum von Antioxidantien gekoppelt sein. In der Regel sind die wichtigsten PUFA-Quellen (Öle, Margarine und Speisefette, siehe unten) mit ausreichend Antioxidantien versehen.
- SALZ: Der Natriumanteil der Nahrung sollte auf 100 mmol/Tag verringert werden und teilweise durch Kalium, Kalzium oder Magnesium ersetzt werden.

Ernährungssituation in Österreich

In Österreich liegt die durchschnittliche Energieaufnahme der weiblichen erwachsenen Bevölkerung bei 7,8 MJ (1.865 kcal) und der männlichen erwachsenen Bevölkerung bei 9,9 MJ (2.366 kcal). Frauen nehmen 37,9% der Nahrungsenergie in Form von Fett, 45,9 En% in Form von Kohlenhydraten und 14,8 En% in Form von Eiweiß zu sich. Bei den Männern werden 38,4% der Nahrungsenergie durch Fett, 41,0% durch Kohlenhydrate und 16,0% durch Eiweiß zugeführt. Die restliche Energie (4,6%) stammt aus dem Alkoholkonsum. 11,6 En% werden von den Frauen und 8,9 En% von den Männern in Form von Saccharose aufgenommen.

Die durchschnittliche Cholesterinaufnahme liegt bei Frauen bei 327 mg pro Tag und bei den Männern bei 421 mg. Die Ballaststoffaufnahme zeigt keine geschlechtsspezifischen Unterschiede, sie liegt knapp über 17,5 g pro Tag.

Die österreichischen Essgewohnheiten sind als typisch „westlich" zu bezeichnen, das bedeutet vor allem Überernährung bedingt durch zu hohen Fettkonsum, insbesondere im Bereich gesättigter Fettsäuren, und zu hohen Kochsalzkonsum. Absoluter bzw. relativer Mangel besteht an mehrfach ungesättigten Fettsäuren, Kohlenhydraten (Ballaststoffen und Stärke), sowie an bestimmten Elektrolyten und Mineralstoffen. Spezifisch österreichisch ist der sehr hohe Fleischkonsum, vor allem von Schweinefleisch, und der geringe Konsum an Fisch. Die nachfolgend beschriebenen österreichischen Ernährungsrichtlinien orientieren sich im Wesentlichen an den internationalen Empfehlungen, wobei die spezifisch österreichischen Gewohnheiten besonders berücksichtigt werden.

Männer:

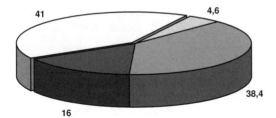

Frauen:

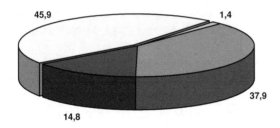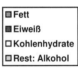

Empfehlungen für eine gesunde Ernährung

Die **Gesamtfettaufnahme** sollte reduziert werden. Dies muss vor allem durch Einschränkungen der gesättigten Fette (derzeit hoher Fleisch-, Wurst- und Käsekonsum) erfolgen. Mahlzeiten mit magerem Fisch können unterstützend wirken, indem die Gesamt-Fettmenge reduziert wird und SAFA (saturated fatty acids) teilweise durch omega-3-PUFA (polyunsaturated fatty acids) ersetzt werden. Die wichtigsten **PUFA-Quellen** sind Öle, Margarine und Speisefette mit 5,4 kg pro Kopf und Jahr. Diese liefern gleichzeitig 8,8 kg MUFA (monounsaturated fatty acids) und 3,6 kg SAFA.

Die SAFA bewirken Verschlechterungen des Lipidmusters. MUFA und PUFA hingegen wirken relativ LDL-C senkend. Das Verhältnis LDL-C/HDL-C wird durch beide günstig verändert, wobei MUFA relativ besser sein dürften.

Stellt man die Fette und Fettsäurebilanz den Ernährungsempfehlungen gegenüber, so sieht man, dass einzig der hohe MUFA-Anteil adäquat ist, die Empfehlungen sogar deutlich übertrifft. Das erklärt sich durch die beschriebene Koppelung von SAFA und MUFA bei der Zufuhr. Alle übrigen Fettparameter weichen deutlich von den Empfehlungen ab. Der Fettanteil an der Energiezufuhr ist zu hoch, insbesondere die Zufuhr von SAFA liegt mit 18 En% deutlich über dem empfehlenswerten Anteil von unter 10 En%. Der PUFA-Anteil ist mit 7 En% zu niedrig, er sollte 8–10 En% betragen.

Ein Anteil von 55–60 En% **Kohlenhydrate** wäre wünschenswert. Die Erhöhung des Anteils sollte durch vermehrte Zufuhr von Polysacchariden erfolgen. Das bedeutet, dass vor allem sogenannte „Beilagen" in viel stärkerem Maße konsumiert werden sollten. Der Konsum niedermolekularer Zucker (Süßspeisen) sollte eingeschränkt werden. Die Energiedichte von Süßspeisen ist hoch und der Blutzuckerspiegel zeigt einen raschen Anstieg kurzfristig nach Konsumation.

Die **Eiweiß**quellen sind de facto gleichzeitig die wesentlichen Fettquellen (Fleisch- und Wurstwaren, Milch, Milchprodukte). Eine Fettreduktion führt gleichzeitig zu einer Verminderung der Eiweißzufuhr. Bei der derzeitigen hohen täglichen Eiweißzufuhr, die mit 91 g weit über den empfohlenen Richtwerten von 60 g für Männer und 48 g für Frauen liegt (die bereits mit einer Sicherheitsreserve versehen sind), ist selbst bei drastischer Reduktion des Fettkonsums mit keinem Eiweißmangel zu rechnen.

Die empfohlenen Richtwerte für **Kochsalz** liegen bei 5–6 g pro Tag oder unter 100 mmol Natrium, idealerweise sollte der Konsum auf 70 mmol/Tag verringert werden. Dieser Wert ist allerdings durch die konsumierten Fertigprodukte der Industrie (speziell Wurst, Käse, Brot, Konserven) nur schwer erreichbar. Auch eine Reduktion auf 100 mmol/Tag würde bereits eine Verringerung der Hochdruckinzidenz bringen, wobei allerdings ein kritischer Schwellenwert zu existieren scheint. Ein erheblicher Teil könnte eingespart werden, wenn die Speisenmenge auf ein adäquates Maß reduziert werden würde und der Konsum von Lebensmitteln mit hoher Natriumdichte (z.b. Fertiggerichten) vermindert würde.

Da sich der **Alkohol**konsum nicht gleichmäßig auf alle Österreicher verteilt, andererseits aber eine Korrelation zwischen durchschnittlichem Alkoholkonsum und der Prävalenz von Alkoholabusus bestehen dürfte, ist eine Einschränkung in jedem Fall wünschenswert. Die Empfehlung ist der Vollständigkeit wegen angeführt. Sie dient weniger der Atherosklerosevorsorge als vielmehr zur Verhütung verschiedener alkoholassoziierter physischer und psychosozialer Komplikationen (inklusive Verkehrsunfälle).

Ist- und Sollwerte der Ernährung

	Ist	Soll
Gesamt-Fett	38%	30%
SAFA	17,5%	<10%
MUFA	20,5%	>10%
PUFA	7%	8–10%
Kohlenhydrate	43%	55–60%
Eiweiß	15,4%	11%*
Natrium	200 mmol/Tag (= 12 g NaCl)	<100 mmol/Tag (5–6 g NaCl)
Alkohol	213 kcal (30 g)	0–140 kcal (0–20 g)
Gesamtenergie	8462 kJ	8400–10.000 kJ
	2116 kcal	2.000–2.400 kcal

*10–15% bei fettarmen Eiweißquellen (z.b. Fisch, diverse pflanzliche Eiweißquellen).

Literatur

Bucher H., Ernst C., Greiser G., Grüninger U., Gutzwiller F., Keel P., Kiesling R., Künzel M., Kunze M., Ladewig D., Largiader F., Marti B., Schoberberger R., Schwarz B., Sturm A., Wicki O. (1993): Checkliste Gesundheitsberatung und Prävention. Thieme Verlag.

Kiefer I., Kunze M. (2000): Sozialmedizinische Aspekte der Ernährungsmedizin. In: Widhalm K., Diallo-Ginstl E. (Hrsg.): Ernährungsmedizin. Österreichisches Akademisches Institut für Ernährungsmedizin. ÖÄK Verlag.

Schoberberger R., Kunze M. (1997): Gewichtsreduktion mit dem „Schlank ohne Diät"-Programm. In: Tönies H., Weber H. (Hrsg.): Die Fortbildungsbriefe der Wiener Ärztekammer. Verlag der Ärztekammer für Wien, Wien.

Wirth A. (1993): Adipositas. Epidemiologie, Ätiologie, Folgekrankheiten, Therapie. Springer Verlag.

5 ALKOHOL

Epidemiologie

Im Osten Österreichs sind alkoholassoziierte Krankheiten in der Bevölkerung wesentlich häufiger anzutreffen als im Westen, wobei es im Osten sogar sehr deutliche bezirksmäßige Unterschiede gibt. Bezirke in Niederösterreich, Burgenland oder auch die südliche Steiermark haben Sterblichkeitsraten an Leberzirrhose, die 60–70% über der gesamtösterreichischen Sterblichkeitsrate liegen (Männer 21,7/100.000, Frauen 7,1/100.000; ÖSTAT 2001). In Österreich ist der pro-Kopf-Verbrauch von Bier 138 Liter pro Jahr, für Wein fast 37,3 Liter (1999). In Spanien, Portugal und Italien ist der Konsum von Alkohol noch höher, jedoch ist die Sterblichkeitsrate der Männer in Österreich an Leberzirrhose im internationalen Vergleich zusammen mit Ungarn an der Spitze. Die Alkoholkonsumenten sind im Allgemeinen mit ihrem Alkoholkonsum zufrieden, nur 5% sehen sich als dissonante Alkoholkonsumenten (bei den Tabakkonsumenten sind es etwa 50%).

Alkohol am Arbeitsplatz

Alkoholabhängige Mitarbeiter sind 3,5mal häufiger von Arbeitsunfällen betroffen als andere Mitarbeiter (Kunze et al. 1989).
Eine Untersuchung an 149 im Betrieb tödlich Verunglückten ergab, dass nur drei von ihnen keinen Alkohol im Blut hatten, 10% hatten über 0,5 Promille und 90% unter 0,5 Promille; daher darf auch geringerer Alkoholkonsum in Bezug auf die Unfallgefahr keineswegs unterschätzt werden.
Gemäß den einschlägigen gesetzlichen Bestimmungen des Arbeitnehmerschutzes in Österreich ist Alkohol am Arbeitsplatz verboten. Für die Unfallversicherung ist Alkohol als Unfallursache gleichbedeutend mit einer Unterbrechung des betrieblichen Zusammenhanges, d.h. die Kausalität ist nicht gegeben, die Unfallversicherung wird leistungsfrei.

* Alkoholmissbrauch am Arbeitsplatz: 5–10%
* Alkoholbedingter Schaden in österr. Unternehmen : ca. 2,9 Mio € pro Arbeitstag
* Alkohol bei Arbeitsunfällen beteiligt: ~ 30%

Alkoholkonsum in Gramm Alkohol pro Tag nach Branchen

Baugewerbe	61,5
Sicherheitsdienst	55,7
Gastronomie	48,0
Transport	47,0
Land- und Forstwirtschaft	46,5
Reinigung, Instandsetzung	37,5
Unterricht, Forschung, Beratung	33,3
Handel, Verkauf	32,3
Sozial- und Gesundheitswesen	31,6
Gesamtzahl der Berufstätigen	8,9

Die Entwicklung der Alkoholabhängigkeit beziehungsweise der Alkoholkrankheit ist kein Prozess, der sich rasch von heute auf morgen vollzieht, sondern er dauert viele Jahre. Der Alkoholkranke wird zumeist erst in einem verhältnismäßig späten Stadium auffällig, außerdem wird er alles daransetzen, seine Abhängigkeit so lange wie möglich zu verbergen. Erst wenn er regelmäßig aus den als üblich angesehenen Trinknormen herausfällt, wird er vielfach als Belastung am Arbeitsplatz empfunden, und es bestehen dann seitens der Betriebsführung, des Betriebsrates, der Kollegen und der Personalleitung vielfach Unsicherheiten in Bezug auf die Konfliktlösung.

Literatur

BM für soziale Sicherheit und Generationen, Uhl A. et al (Hrsg.): Handbuch Alkohol – Österreich 2001 – Zahlen, Daten, Fakten, Trends.

Lesch, O. (1997): Alkoholabhängigkeit, ihre Erkennung und Behandlung. Sanitas 2/3: 4–15.

Lowinson J.H. et al. (1997): Substance abuse. Third edition, Williams & Wilkins, Baltimore.

Rieder A., Schoberberger R., Maruna H., Troll M., Winker N., Kunze M. (1992): „Alternative zu Alkohol am Arbeitsplatz", Wien Klin Wochenschr 104/22: 692–697.

Schmeiser-Rieder A., Kunze U., Mitsche N., Schwarz B., Schoberberger R., Kunze M. (1997): Gesundheitsmonitor (SERMO-Studie) – Konzept, Methodik und ein beispielhaftes Ergebnis zur subjektiv erlebten Morbidität von Kopfschmerz. Das Gesundheitswesen, 59, 3: 144–149.

Schoberberger R., Kunze M.: „Das Projekt Moosham", Hygiene Aktuell 1/93.

WHO: Alcohol and the workplace, WHO Regional Publications, European Series, No 67.

WHO (1996): Alcohol and the workplace. WHO Regional Publications, European Series, No. 67, WHO Regional Office für Europe, Copenhagen.

Wichtige Daten und Fakten

ÖSTERREICH

330.000 Alkoholiker (5%), Frauenanteil rund 20% (> 16 Jahre, 2000)
650.000 sind alkoholgefährdet
4 Millionen Konsumenten im Alter von 16–69 Jahren

- 5% der Erwachsenen sind alkoholabhängig, 10–15% sind gefährdet
- 15%der Männer werden im Laufe ihres Lebens alkoholabhängig
- 15% der Alkoholabhängigen suchen oder erhalten eine problemzentrierte Behandlung
- 33% der Männer, 11% der Frauen trinken (fast) täglich Alkohol (5–7 Tage in der Woche, 16–99 Jahre)
- 26% der Männer und 2% der Frauen konsumieren täglich mehr als 60 Gramm reinen Alkohol
- 6% der unter 20jährigen trinken täglich Alkohol; 66% der 18–20-Jährigen haben mind. 1x einen Schwips oder Rausch erlebt
- 13% der Männer, 35% der Frauen sind alkoholabstinent
- bei etwa 55.000 Verletzten im Straßenverkehr waren 3.600 auf Alkohol zurück zuführen, 66 Todesfälle (2000)
- bei einem von zwei tödlichen Verkehrsunfällen von Jugendlichen wird Alkoholisierung festgestellt
- Alkoholabhängige weisen eine 20-fach höhere Selbstmordrate auf
- Die durchschnittliche Lebenserwartung von Alkoholkranken ist um 15–20 Jahre verkürzt (Übersterblichkeit)
- 30% der Alkoholkranken werden straffällig
- 35% der Gewaltdelikte innerhalb der Familie, 25% der Kindesmisshandlungen, viele Delikte sexuellen Missbrauches werden alkoholisiert verübt
- alkoholabhängige Arbeitnehmer fehlen im Durchschnitt 130 Tage; Nichtalkoholkranke 16 Tage
- 11% der Arbeitnehmer geben an, dass im Betrieb täglich Alkohol getrunken wird
- 32% der am Arbeitsplatz Verunfallten weisen Blutalkoholspiegel über 0,5‰ auf
- 1,5 Millionen Euro beträgt der durch Alkohol verursachte volkswirtschaftliche Schaden in Österreich pro Jahr

Alkoholkonsum pro Jahr
16–99-Jährige – Österreich

	Bier	Wein	Spirituosen
1955	79.2	17.9	0.9
1962	106.6	25.3	1.3
1971	134.3	48.1	2.9
1999	138,2	37.3	1.8

Täglicher Alkoholkonsum Pro-Kopf-Alkoholkonsum

Chronischer Alkoholiker: 200 g Alkohol = 5 Liter Bier = 2.5 Liter Wein
Männer: 226 g, Frauen: 130 g

Nichtalkoholiker: 22 g Alkohol = 0.6 Liter Bier = 0.3 Liter Wein
Männer: 35 g, Frauen: 11 g

Einstellung zum Alkoholkonsum

1. **Abstinenzkulturen**
    kulturelle Einstellung gegenüber Alkoholkunsum ist negativ (Islam)

2. **Ambivalentzkulturen**
    z. B. USA – ehemals Puritanismus -> Alkoholexzesse werden abgelehnt, aber hohe Zahl von Problemtrinkern

3. **Permissivkulturen**
    Alkoholgenuss geduldet, alk. Exzesse werden abgelehnt (Italien, Spanien)

4. **Permissive-funktionsgestörte Kulturen**
    Trinken und pathologische Folgen werden akzeptiert und geduldet

Österreich liegt irgendwo zwischen 3 und 4 (regionale Unterschiede!)

Alkohol

- Erreicht nach 30–60 Minuten die höchste Konzentration im Blut
- Ausscheidung über Niere, Lunge und Haut
- Abbau in der Leber   Männer 0,1 g pro kg/KG
                        Frauen 0,085 g pro kg/KG
- zuerst Enthemmung
- dann Lähmung der Gehirnzellen (v.a. das Kleinhirn ist betroffen)
- Reaktion und Konzentration sinken, Ermüdbarkeit steigt, Gleichgewichtsstörungen, Sinnestäuschung, Doppelbilder

Akute zentralnervöse Alkoholwirkungen	
Blutalkohol-Konzentration Promille	**Erscheinungen**
0,3	Erste Gangstörungen
0,4	Vigilitätseinschränkungen messbar Gesichtsfeld leicht eingeschränkt
0,5	Blindzielbewegungen gestört (Finger-Finger-Versuch) Romberg-Versuch
0,6	Reaktionszeit verlängert Leichte Sprachstörungen
0,7	Leichter Nystagmus
1,0	Mäßiger Rauschzustand
1,4	Kräftiger Rausch, Grenze für koordinierte Reaktion
2,0	Bewusstsein stark eingetrübt Erinnerungsvermögen stark aufgehoben
4,0–5,0	Tödliche Grenzkonzentration

Quelle: FORTH et al., Allg. und Spez. Pharmakologie und Toxikologie, 1980

Alkoholmengen

Alkoholgefährdet ab:
Männer: 60 g/Tag = ¾ l Wein/Tag   Frauen: 40 g/Tag

Was ist Alkoholmissbrauch?

❖ Bedürfnis nach tägl. Alkoholzufuhr, um eine Leistung zu erbringen
❖ Unfähigkeit, das Trinken längere Zeit zu reduzieren
❖ Bemühungen, das Trinken zu kontrollieren
❖ Erlebnis von 48 Std. der Alkoholisierung
❖ Fortsetzen des Alkoholkonsums trotz Krankheit
❖ Nachlassen der beruflichen und sozialen Anpassung („blaue Montage")
❖ Dauer der Beeinträchtigung mind. 2 Monate

Was ist Alkoholabhängigkeit?

❖ Merkmale des Alkoholmissbrauchs
❖ Toleranzentwicklung:
Bedürfnis nach zunehmender Alkoholmenge um die gleiche Wirkung erzielen zu können oder deutlich verminderte Alkoholwirkung bei gleicher Trinkmenge
❖ Entzugserscheinungen:
Bei Verminderung oder Weglassen des Alkoholkonsums treten Unwohlsein, innere Unruhe, manchmal auch Zittern und Übelkeit auf. Schwierigkeiten mit Einschlafen und Durchschlafen

----

Diagnose: Chronischer Alkoholismus

1. Dosissteigerung -> Toleranzausbildung
2. Kontrollverlust
3. Psychisches und/oder physisches Abstinenzsyndrom -> Tremor, Angst, Depression, Schwitzen, u.a.
4. Alkoholfolgekrankheiten
5. Gedächtnislücken („Blackout")
6. Toleranzbruch

Todesfälle chron.Leberkrankheit/Leberzirrhose in Österreich auf 100.000 Einwohner, 2002

1.	Burgenland	24,89
2.	Niederösterreich	22,7
3.	Steiermark	21,64
4.	Wien	25,73
5.	Oberösterreich	18,46
6.	Kärnten	19,70
7.	Salzburg	15,27
8.	Vorarlberg	12,16
9.	Tirol	11,92

Altersstandardisierte Sterberaten wegen Leberzirrhose (europäische Standardbevölkerung)

an Leberzirrhose Gestorbene auf 100.000 Einwohner gleichen Geschlechts	Jahr	männlich	weiblich
Europäische Staaten			
Belgien	1994	14,7	7,7
Bulgarien	1998	30,7	6,6
Deutschland	1997	28,4	11,4
Dänemark	1996	18,2	7,7
Finnland	1996	17,5	5,6
Frankreich	1997	22,4	8,9
Griechenland	1997	7,0	2,1
Italien	1996	23,2	11,2
Niederlande	1997	6,0	3,7
Norwegen	1995	6,0	2,9
Österreich	**1998**	**32,7**	**11,3**
Polen	1996	20,2	6,9
Portugal	1998	31,1	9,0
Rumänien	1998	74,9	34,9
Russische Föderation	1998	---	---
Schweden	1996	6,9	2,8
Schweiz	1994	12,7	4,8
Slowenien	1998	42,2	19,1
Spanien	1996	23,1	7,8
Tschechische Republik	1998	25,6	9,2
Ungarn	**1998**	**107,3**	**33,2**
England und Wales	1997	10,2	5,8
Außereuropäische Staaten			
Australien	1994	9,4	3,7
Japan	1994	17,0	6,0
Kanada	1995	11,6	4,7
Neuseeland	1993	5,4	2,8
Vereinigte Staaten	1994	14,7	6,4

Quelle: Jahrbuch der Gesundheitsstatistik, Statistik Austria, 2002;

6 RAUCHEN

Epidemiologie – Rauchen in Österreich

In Österreich rauchen etwa 29% der Bevölkerung, das entspricht 2,3 Millionen Menschen (Männer: 1,3 Mio., Frauen 1 Mio.). *Laut einer Studie der WHO rauchen in Österreich bereits mehr 15-jährige Mädchen als 15-jährige Burschen* regelmäßig Zigaretten. Während der 90er-Jahre stieg der Anteil der rauchenden jungen Mädchen von 12% auf 26%, der Anteil bei den Burschen von 14 auf 20%! Damit hält Österreich den Spitzenplatz im europäischen Vergleich. Wenn dieser Entwicklung kein Einhalt geboten wird, wird es zu einer dramatischen Zunahme von tabakassoziierten Erkrankungen und Todesfällen vor allem bei Frauen kommen. Somit stellt diese Aufgabe eine der größten Herausforderungen für die kommenden Jahre dar.

53% der Raucher sind mit ihrem Rauchverhalten unzufrieden und wollen etwas daran ändern. Ein Drittel der RaucherInnen in Österreich ist deutlich nikotinabhängig. Ein Drittel der RaucherInnen ist nur gering abhängig, ein Drittel der RaucherInnen ist nicht vom Nikotin abhängig, jedoch ist oftmals eine starke psychosoziale Abhängigkeit anzunehmen. Der Anteil der stark nikotinabhängigen Frauen ist geringer als bei Männern, die psychosoziale Abhängigkeit kann jedoch verstärkt zum Tragen kommen.

Tabakinhaltsstoffe

Etwa 4000 verschiedene Inhaltstoffe enthält eine Zigarette, die meisten sind giftig, reizend oder kanzerogen. Der einzige für den Raucher interessante Inhaltsstoff ist das *Nikotin* mit seinen vielfältigen Wirkungen. Das Tabak-Alkaloid Nikotin wird in den Wurzeln der Tabakpflanze gebildet und wandert mit zunehmender Reife in die Blätter. Nikotin ist eines der stärksten Pflanzengifte, die tödliche Dosis für den Menschen liegt bei 50 mg. Diese wird aber aufgrund des schnellen Abbaus selbst bei starken Rauchern nicht erreicht. Für ein Kleinkind kann eine einzige verschluckte Zigarette tödlich sein.

Durch das Verglimmen des Tabaks wird Nikotin freigesetzt, an winzige Teerteilchen gebunden gelangt es durch Inhalation in die Lunge und erreicht innerhalb von wenigen Sekunden das Gehirn. Es bindet an Nikotinrezeptoren und führt zur Ausschüttung von Neurotransmittern (z.B. Dopamin, Serotonin).

Die **physischen Wirkungen des Nikotins** sind vielfältig:
- Steigerung der allgemeinen Stoffwechseltätigkeit
- Erhöhung der Blutkonzentration von Cortisol, Prolactin und Vasopressin
- Zunahme der Herz- und Atemfrequenz
- Anstieg des Blutdrucks durch Gefäßverengung
- Abnahme der akrodermalen Durchblutung
- Abnahme der Atemtiefe durch gestörten Sauerstofftransport
- Freisetzung von Adrenalin wirkt stoffwechselsteigernd und fettabbauend

Wiederholte Nikotinzufuhr führt zur Entstehung von körperlicher und psychischer Abhängigkeit.
Weitere wichtige Wirkungen des Nikotins finden Sie im Anhang.

Wichtige Kanzerogene

Teer: flüssiges, schwarzbraunes Kohlenwasserstoffgemisch, verklebt die Flimmerhärchen in den Atemwegen und der Lunge.
Nitrosamine: Stickstoffoxydgemische, entstehen beim Verbrennen der Zigarette. Eines der stärksten Kanzerogene.
Benzol: einfachster aromatischer Kohlenwasserstoff, wichtiges Lösungsmittel, Ausgangsprodukt für viele Kunststoffe, Arzneimittel und Farbstoffe.
Benzpyren: pentazyklischer aromatischer Kohlenwasserstoff.
Polonium 210: lagert sich besonders gut an kleinste Staubpartikel an, die durch die Tabakplanze aus der Luft gefiltert werden.
Weitere wichtige Kanzerogene: Arsenverbindungen, Nickelkomplexe, Zinkoxid, Dioxine u.v.m.

Ökonomische Aspekte

In jeder modernen Gesellschaft ist der Tabakkonsum eines der wichtigsten Gesundheitsprobleme, das zur Sterblichkeit, zu menschlichem Leid und sozialen Problemen wesentlich beiträgt. Alle diese Faktoren stehen auch zu ökonomischen Fragen in Beziehung.

* Verfrühtes Ausscheiden aus dem betrieblichen und volkswirtschaftlichen Leistungsprozess verursacht Kosten, und zwar die des vorzeitigen Verdienstausfalles. Die Raucher erreichen ein niedrigeres Durchschnittsalter und leisten somit nicht den vollen möglichen Beitrag zum Sozialprodukt.
* Zusätzliche Kosten entstehen durch das krankheitsbedingte Fernbleiben vom Arbeitsplatz oder durch verminderte Arbeitsleistung im Betrieb.
* Volkswirtschaftlich bedeutsam wird der Tabakkonsum durch Erträge aus der Tabaksteuer, stellen diese doch die Einnahmequellen für den Staat dar.

Viele Untersuchungen haben gezeigt, dass letztendlich die Kosten für die Gesellschaft durch den Tabakkonsum die Einnahmen des Staates aus der Tabakindustrie überwiegen. Es müssen in diese Kosten miteingerechnet werden:

* die direkte medizinische Betreuung einschließlich der Mehrkosten im Neonatalbereich,
* das Fernbleiben von der Arbeitsstelle (kanadische Untersuchungen sprechen hier von 33–45% höheren Ausfallzeiten bei Rauchern im Vergleich zu Nichtrauchern),
* Brände und Industrieunfälle sowie die anhängigen Versicherungssummen,
* Rauchpausen und Einbußen der Produktivität, auch bei Nichtrauchern durch Beeinträchtigung und Belästigung des Nichtrauchers am Arbeitsplatz,
* Müllbelastung, häufigeres Wechseln von Einrichtungsgegenständen ...

Pro-Kopf-Gesundheitskosten sind bei Rauchern höher als bei Nichtrauchern. Die „lifetime medical costs" von Rauchern überwiegen, laut US Surgeon General, jene der Nichtraucher um mehr als $ 6.000. Eine reine Nichtraucherpopulation würde in Summe jedoch höhere Gesundheitskosten verursachen aufgrund der höheren Lebenserwartung.

Von ökonomischer Seite sind auch cost-effectiveness- und cost-benefit-Überlegungen in Bezug auf die Raucherentwöhnung anzustellen. Die Raucherentwöhnung bedeutet für den einzelnen Raucher an finanziellem Aufwand: Behandlungskosten, Kosten für Medikamente und zusätzliche Therapiehilfen; auf der anderen Seite einen Gewinn an Lebensjahren und Gesundheit, keine Ausgaben für Tabakwaren und höheres Einkommen durch weniger gesundheitsbedingte Arbeitsausfälle sowie längeren Pensionsbezug durch höhere Lebenserwartung. Marks et al. (1990) berechneten, dass auf einen Dollar, der in die Raucherentwöhnung für Schwangere investiert wurde, 3.31 Dollar in die intensive neonatale Betreuung bei geringem Geburtsgewicht investiert werden müssen, wenn in der Schwangerschaft weitergeraucht wird. Schließt man in diese Rechnung die verminderten Langzeitfolgen des geringen Geburtsgewichtes durch Einsatz der Raucherentwöhnung mit ein, so erhöht sich das Verhältnis von Ersparnis zu Kosten auf über 6:1.

Für die Gesellschaft bedeutet Raucherentwöhnung einen höheren Kostenaufwand für den zeitlichen Aufwand des medizinischen Personals, die eingesetzten Medikamente und Entwöhnungshilfen, für die Zukunft mehr geriatrische Betreuung, wiederum auf der anderen Seite eine verbesserte Volksgesundheit durch höhere Lebenserwartung, Vitalität im Alter und verringerte Morbidität sowie Vermeidung von Produktionseinbußen und hohe Ausgaben für die Behandlung tabakassoziierter Erkrankungen.

Gesetzliche Normen

- Tabakgesetz vom 30. Juni 1995
- 2005 Novelle – Rauchverbot in öffentlichen Räumen
- Beschluss eines Tabakwerbeverbots des EU-Ministerrates
- Verbot der direkten und indirekten Werbung für Tabakprodukte ab 1. 10. 2006
- Der Nichtraucherschutz am Arbeitsplatz ist neben dem Tabakgesetz durch das Arbeitnehmerschutzgesetz (AschG) und durch das Arbeitsverfassungsgesetz (ArbVG) geregelt.
- Jugendschutzgesetz: Mindestalter für den Konsum von Tabak ist Ländersache, ab dem 16. Lebensjahr ist dieser bundesweit erlaubt.
- Seit 1992 Gesundheitsförderung Pflichtleistung der Krankenversicherung
- *Budgetäre Einbeziehung der Behandlung der Nikotinabhängigkeit als Forderung*

Pioniere rauchfreier Atemluft

2004

Irland schafft rauchfreie Arbeitsplätze auch in Bars, Pubs und Restaurants.

Indien verbietet Rauchen an öffentlich zugänglichen Orten, Tabakwerbung und Verkauf an Minderjährige.

Norwegen erweitert sein Rauchverbot an Arbeitsplätzen auf Bars und Restaurants.

Schottland beschließt, alle Arbeitsplätze ab 2006 rauchfrei zu machen.

Russland beschließt Beschränkungen.

Neuseeland erweitert sein Rauchverbot an Arbeitsplätzen auf Pubs, Clubs, Restaurants und Schulliegenschaften.

Bhutan verbietet das Rauchen an allen öffentlich zugänglichen Orten (inklusive Bars und Restaurants).

2005

Italien verbietet das Rauchen in öffentlich zugänglichen Räumen (inklusive Bars und Restaurants).

Österreich erweitert die Rauchverbote von 1985 auf Schulen, nicht jedoch auf das Gastgewerbe. Sanktionen fehlen.

Cuba verbietet Rauchen in Büros, Geschäften, Theatern, Bussen, Taxis, Schulen, Sportstätten.

Bangladesh verbietet Rauchen in Schulen, Büros, Bibliotheken, Spitälern, Flughäfen u.a. öffentlichen Gebäuden.

Schweden erweitert sein Rauchverbot an Arbeitsplätzen auf Bars und Restaurants.

Maßnahmenkatalog für die Tabakkontrolle

Zur Kontrolle der tabakassoziierten Gesundheitsstörungen muss man ein komplexes System verschiedener Interventionsmaßnahmen einsetzen.

Ziele

- Senkung des Raucheranteiles in allen Altersgruppen und des Anteiles stark nikotinabhängiger Raucher
- Bestärkung der Nichtraucher, die Tabakabstinenz aufrecht zu erhalten

Aufklärungsprogramme dienen in erster Linie dem Aufbau des Informationsniveaus und gegebenenfalls auch der Beeinflussung der Einstellung von Tabakkonsumenten bzw. der generellen Prävention.

Aufklärungsprogramme sind zweifellos in der Lage, bei bestimmten (wenig abhängigen) Tabakkonsumenten die Motivation zur Selbsthilfe (und damit Selbsttherapie) zu fördern. Für die Tabakkonsumenten, in der Regel die Hochabhängigen, die sich nicht selbst helfen können (oder wollen), muss man zusätzlich ein System professioneller Hilfe anbieten.

- Die Rauchertherapie hat wesentliche **Indikationsbereiche**:
    - im Rahmen der Krankheitsverhütung und Gesundheitsvorsorge,
    - als Teil der Therapie bei tabakassoziierten Erkrankungen,
    - als Teil der Rehabilitation nach tabakassoziierten Erkrankungen,
    - Schutz der Nichtraucherpopulation.
- Maximale Einhaltung des Tabakgesetzes
- Durchführung des Werbeverbots
- Preispolitische Maßnahmen: Eine 1%ige Anhebung des Zigarettenpreises führt zu einer 0,5%igen Senkung des Zigarettenkonsums.
    Preiserhöhung und Tabakbesteuerung haben einen 3-fachen Effekt:
    1) Reduktion des Tabakkonsums,
    2) Anstieg der staatlichen Steuereinnahmen,
    3) Rückgang von Morbidität und Mortalität mit Reduktion der Gesundheitskosten.
- Nichtraucherschutz
- Gesundheitsförderungsprojekte am Arbeitsplatz
    Rauchverbot am Arbeitsplatz
- Öffentlichkeitsarbeit: laufende Information der Bevölkerung, gezielte und zeitlich begrenzte Aufklärungskampagnen

- Absenken der Schadstoffobergrenzen
- Gesundheitserziehung in den Schulen und Weiterbildung der Lehrer, Einbeziehung der Schulärzte und gesetzliche Kompetenzstärkung derselben

Spezifische Zielgruppen:

Z.B. *Jugendliche*

Bis dato konnte in keiner einzigen Studie nachgewiesen werden, dass Jugendliche sich durch spezielle Aufklärungsaktionen vom Rauchen abhalten lassen!

Z.B. *Schwangere*

Einbau der Raucherentwöhnung in das System der Mutter-Kind-Betreuung, gezielte Information der rauchenden Väter und der im selben Haushalt lebenden Personen. Eine besonders gravierende Form des Passivrauchens stellt die Belastung des Fötus während der Schwangerschaft dar. Auswirkungen betreffen vor allem Geburtsgewicht, Schwangerschaftskomplikationen und Entwicklungsstörungen in der Kleinkindphase. Die WHO geht davon aus, dass in den Industrieländern bei Vermeidung des Rauchens in der Schwangerschaft die Säuglingssterblichkeit um 10% gesenkt werden könnte.

Z.B. *Frauen*

Besonders die geschlechtsspezifischen Unterschiede im Rauchverhalten, im Entwöhnungsverhalten und in der Nikotinabhängigkeit machen die Berücksichtigung geschlechtsspezifischer Beratung notwendig.

Bei **Frauen ergibt der Tabakkonsum ein vielfältiges Risikomuster zusätzlich zu dem ohnehin stark erhöhten Gesundheitsrisiko:**
- Erreichen der Menopause um 1–2 Jahre früher als Nichtraucherinnen mit den entsprechenden Folgen wie überproportional erhöhtem Risiko für Herz-Kreislauf-Erkrankungen, Osteoporose
- Rauchen und die Einnahme oraler Kontrazeptiva (Thromboserisiko!)
- Reduzierte Fertilität, Schwangerschaft und Stillzeit (siehe Anhang)
- Erhöhtes Risiko für Zervix-CA

Z.B. *Personen mit besonderen Schadstoffbelastungen am Arbeitsplatz*
Risikoprogramme

Raucher als spezielle Zielgruppe der Gesundheitsvorsorge-Programme; Raucher müssen motiviert werden, an der Gesundheitsvorsorge teilzunehmen; Einbau der Raucherentwöhnung in die Gesundenuntersuchung.

Literatur

Fagerström K.O., Kunze M., Schoberberger R., Breslau N., Hughes J., Hurt R.D., Puska P., Ramström L., Zatonski W. (1996): Nicotine dependence versus prevalence of smoking: Comparisons between countries and categories of smokers, Tobacco Control, 5: 52–56.

Kunze M. (1996), Epidemiology of Nicotine Dependence and General Aspects of Smoking Cessation. Cardiovascular Risk Factors, Vol 6.

Schoberberger R., Fagerström K.O., Kunze M. (1995): Psychologische und physiologische Abhängigkeit bei Rauchern und deren Einfluß auf die Entwöhnungsmotivation. WMW, 4: 73–77.

World Health Organization (1992): Women and Tobacco; World Health Organization, Geneve.

European Medical Association Smoking or Health (EMASH) – Konsensuspapier Rauchertherapie

Richtlinien für Ärzte

Ursula Kunze, Anita Schmeiser-Rieder, Rudolf Schoberberger

Einleitung

EMASH ist eine Organisation, die Ärzten und anderen Gesundheitsberufen offen steht. Die Ziele von EMASH sind: Die Auswirkungen und Schäden des Rauchens aufzuzeigen, Ärzte verstärkt in die Prävention und Behandlung der Nikotinabhängigkeit einzubeziehen und Aktivitäten gegen das Rauchen zu unterstützen.

Die Grundlage der hier vorliegenden Richtlinien zur Rauchertherapie, die aktuelle Erkenntnisse und therapeutische Möglichkeiten der Rauchertherapie darstellen, bildet ein Konsensuspapier, das im August 1996 von EMASH-Experten zusammengestellt wurde (1). Zudem stellen diese Richtlinien eine Fortsetzung des Konsensuspapieres von Kunze et al. aus dem Jahre 1992 dar (2).

Zigarettenrauchen ist die größte Einzelursache für Erkrankungen und vorzeitige Todesfälle in Europa (3). Wenn die derzeitigen Rauchgewohnheiten beibehalten werden, so wird es im Jahre 2025 ca. 10 Millionen Tote allein durch Tabak geben, die Hälfte davon wird im mittleren Alter (40–69 Jahre) sein.

Nikotin ist eine abhängigmachende Substanz, die alle Kriterien der Drogenabhängigkeit erfüllt. Der pharmakologische und psychologische Prozess, der die Abhängigkeit bestimmt, ist mit dem Prozess zu vergleichen, der bei der Abhängigkeit von Heroin und Kokain abläuft. Nikotin ist eine psychoaktive Substanz, die sehr gut zur Beeinflussung der Stimmung eingesetzt werden kann (4).

Nikotinabhängigkeit hat auch eine große Bedeutung in der präventiven Onkologie. Der Zusammenhang zwischen Nikotinabhängigkeit, daraus resultierenden Rauchgewohnheiten und der Schadstoffbelastung eines Rauchers kann am Beispiel Lungenkrebs demonstriert werden: Das Lungenkrebsrisiko hängt stark mit der Schadstoffbelastung (v.a. Teerexposition) eines Rauchers zusammen. In einer Studie mit Lungenkrebspatienten wurde bereits 1980 die Dosis-Wirkungs-Beziehung zwischen Teerexposition und Lungenkrebsrisiko nachgewiesen (5). Erste Ergebnisse einer neuen Studie mit Lungenkrebspatienten zeigen, dass die Nikotinabhängigkeit bei diesen Patienten um vieles höher ist als durchschnittlich in der Bevölkerung (6).

Somit spielt die Diagnostik und Therapie der Nikotinabhängigkeit eine wichtige Rolle in der präventiven Onkologie, aber auch im Bereich anderer tabakassoziierter und chronischer Erkrankungen.

Allgemeine Grundlagen

Um eine Rauchertherapie erfolgreich durchführen zu können, sind im Wesentlichen vier Punkte zu beachten:

1) Der Rauch-Status der Patienten soll routinemäßig erhoben werden. Jeder Patient soll über seine Rauchgewohnheiten genau befragt werden. Einige neue Aspekte in die-

sem Zusammenhang sind das Nocturnal Sleep Disturbing Nicotine Craving (NSDNC) und das Nicotine Pre-Abstinence Syndrom (NPAS), welche in der Folge noch beschrieben werden.

2) Raucher sind zu bestärken, mit dem Rauchen aufzuhören.

3) Beratung ist anzubieten und – wenn notwendig – konkrete Hilfe durch pharmakologische Intervention (Nikotinersatztherapie) einzusetzen.

4) Raucher bzw. Ex-Raucher sind im Zuge von Nachkontrollen langfristig zu betreuen; weiters ist eine Untersuchung auf Vorliegen von Risikofaktoren und tabakassoziierten Erkrankungen indiziert.

Diagnostik

Raucher zeigen unterschiedliche Ausprägungen von Nikotinabhängigkeit. Die Therapie richtet sich teilweise nach dem Grad dieser Abhängigkeit. Mit Hilfe des FTND-Tests [Fagerström Test for Nicotine Dependence; (7)], der aus 6 einfachen Fragen besteht, kann die Abhängigkeit eines Rauchers festgestellt werden (Abb. 1).

Eine für die österreichische Bevölkerung repräsentative Umfrage zum Thema Rauchen und Nikotinabhängigkeit zeigte, dass 36,5% der Raucher eine deutlich ausgeprägte Nikotinabhängigkeit (FTND über 5) aufweisen (8). Etwa 30% erreichen maximal 2 Punkte, was darauf hindeutet, dass keine oder nur eine geringe Nikotinabhängigkeit vorliegt. Eine dritte Gruppe von Rauchern erreicht 3–4 Punkte und nimmt somit eine Mittelstellung ein.

In einer internationalen Studie wurden Daten zur Nikotinabhängigkeit und Prävalenz von Rauchern in verschiedenen Ländern (Österreich, Dänemark, Frankreich, Vereinigte Staaten, Polen, Großbritannien Schweden) verglichen (9). Männer hatten durchwegs eine höhere Abhängigkeit als Frauen. Raucher, die Hilfe zur Entwöhnung suchten, zeigten ebenfalls eine höhere Abhängigkeit. In Ländern, in denen die Raucherprävalenz niedrig ist (wie in den Vereinigten Staaten), wiesen die Raucher eine höhere Abhängigkeit auf als in Ländern, in denen die Raucherprävalenz höher ist (z.B. in Österreich).

„Spiegelraucher", Tabakkonsumenten, die über den Tag verteilt in etwa gleichen Zeitabständen zur Zigarette greifen, d.h. „regelmäßig rauchen", werden von den „Spitzenrauchern" unterschieden, Personen die oft über mehrere Stunden abstinent sind, dann bei bestimmten Anlässen aber konzentriert bis exzessiv – d.h. „unregelmäßig" – rauchen. Nach einer Erhebung unter Teilnehmern einer österreichweiten Medienkampagne zur Raucherentwöhnung zählen sich 52,6% der männlichen Raucher zu den „Spiegelrauchern" und 58,3% zu den „Spitzenrauchern". Somit haben sich 11,1% beiden „Rauchertypen" zugeordnet, da sie offenbar situationsabhängig unterschiedlich reagieren. Bei den weiblichen Tabakkonsumentinnen finden sich mit 64,6% signifikant mehr „Spitzenraucherinnen" als bei den Männern (p = 0,01). 45,0% bezeichnen sich als regelmäßige Raucherinnen, womit sich also 9,6% beiden Klassifikationen zuordnen.

Nocturnal Sleep Disturbing Nicotine Craving (NSDNC)

Das NSDNC beschreibt ein eher seltenes Symptom bei Rauchern, das auf eine sehr hohe Nikotinabhängigkeit hinweist. Wie eine Literaturrecherche zeigte, wurde dieses Phänomen bisher noch nicht beschrieben und erstmals aufgrund eigener Forschungsergebnisse 1996 veröffentlicht (10).

Das NSDNC beschreibt das nächtliche Aufwachen aufgrund eines großen Verlangens nach einer Zigarette. Erst nach dem Rauchen von einer oder mehreren Zigaretten ist das Weiterschlafen möglich.

Nicotine Pre-Abstinence Syndrome (NPAS)

Als dissonante Raucher bezeichnet man diejenigen, die mit ihrem derzeitigen Rauchverhalten unzufrieden sind und etwas daran ändern möchten. Diese Phase wird mit dem Begriff Nicotine Pre-Abstinence Syndrome (NPAS) beschrieben. Die Dissonanz spiegelt sich in unterschiedlichen Einstellungen zum Rauchverhalten wider:

- Wunsch, abstinent zu werden
- Absicht, den Konsum zu reduzieren
- Vorsatz, auf eine leichtere Zigarettenmarke umzusteigen (10)

Daten aus Österreich zeigen, dass 29% der dissonanten Raucher aufhören möchten, 57% reduzieren oder die Marke wechseln wollen (14%). Das NPAS kann durch verschiedene Maßnahmen beeinflusst werden, zum Beispiel durch die Bereitstellung von OTC-Produkten („Over the counter", rezeptfrei), die dem Raucher den Entschluss zum Aufhören eventuell erleichtern.

Prozess der Entwöhnung

Laut Prochaska (11) durchlaufen Raucher einen Prozess der Entwöhnung, wobei 5 Veränderungsstadien unterschieden werden:
- Präkontemplation: Der Raucher formuliert noch keine Absicht zur Entwöhnung.
- Kontemplation: Es wird ernsthaft über das Aufhören nachgedacht.
- Präparation: Vorliegen konkreter Pläne hinsichtlich des Zeitpunkts des Rauchstopps.
- Aktion: Absicht wird in tatsächliches Verhalten umgesetzt.
- Aufrechterhaltung: Gilt, wenn das neue Verhalten der Nikotinabstinenz über einen Zeitraum von wenigstens 6 Monaten ununterbrochen praktiziert wurde.

Klinische Befunde

Im Zuge der Anamnese für die Rauchertherapie muss festgestellt werden, ob eine tabakassoziierte Erkrankung oder ein Risiko für eine solche vorliegt. Es sollte auch immer eine Familienanamnese erhoben werden. Bei Vorliegen einer derartigen Erkrankung oder bei Feststellung eines familiär bedingten Risikos ist eine Rauchertherapie dringend angezeigt.

Beratung

- Notieren Sie die Daten zum Rauchverhalten in der Patientenkartei.
- Erklären Sie den Zusammenhang zwischen der vorliegenden Erkrankung (oder der Risikofaktoren) und dem Rauchen.
- Machen Sie deutlich, dass die Rauchertherapie ein wichtiger Teil der Therapie von tabakassoziierten Erkrankungen ist und zusätzliche gesundheitliche Vorteile mit sich bringt.
- Ermitteln Sie die Motivation des Patienten, das Rauchen aufzugeben, und ermutigen sie ihn.

- Verwenden Sie kurz gefasste, leicht verständliche Broschüren und Materialien für die Rauchertherapie.
- Falls der Raucher eine geringe Abhängigkeit zeigt (FTND-score: 0–2 Punkte), beraten Sie ihn, kontrollieren Sie ihn nach und empfehlen Sie eine verhaltensorientierte Therapiegruppe, falls vorhanden. Eine Nikotinersatztherapie ist in der Regel erst ab höheren FTND-scores indiziert.

Falls der Raucher fehlgeschlagene Versuche hinter sich hat, betonen Sie, dass ihn dies nicht entmutigen und er es nochmals versuchen sollte, da laut Erfahrungswerten die Erfolgsraten nach mehreren Versuchen sogar steigen. In diesem Stadium könnte auch Nikotinersatztherapie (Nicotine Replacement Therapy – NRT) in Erwägung gezogen werden, falls andere Methoden fehlgeschlagen sind.

Die NRT hat bei entsprechender professioneller Beratung gute Erfolgsaussichten.

Organisatorische Rahmenbedingungen der Rauchertherapie

Erfahrungen mit Tabakkonsumenten zeigen, dass verschiedene Rauchertypen unterschiedlicher Interventionen bedürfen. Während für gar nicht oder wenig abhängige Raucher sogenannte „Tobacco Control"-Maßnahmen (Werbeverbote, Warnaufdrucke auf Zigarettenpackungen, rauchfreie Arbeitsplätze etc.) durchaus wirksam sein können, bedürfen Raucher, die aufgrund einer stärkeren Abhängigkeit professionelle Hilfe in Anspruch nehmen, einer differenzierten Diagnose mit darauf aufbauender Therapie. Für stark abhängige Raucher wird schließlich nur ein sehr intensives Interventionsprogramm, wie es im Rahmen stationärer Therapie angeboten werden kann, sinnvoll sein. Raucher in der Allgemeinbevölkerung sollten von den verschiedenen Personen in Gesundheitsberufen beratende Unterstützung bekommen, wobei in diesem Zusammenhang etwa auch die Apotheker oder Allgemeinmediziner eine wichtige Funktion haben.

Methoden der Rauchertherapie

Es gibt verschiedene Methoden der Rauchertherapie. Die meisten Menschen schaffen es alleine, das Rauchen aufzugeben. Andere wiederum benötigen professionelle Hilfe.

Verhaltensorientierte Methoden

Diese werden in der Regel im Rahmen von Gruppenberatungen intramural (meist ambulant) oder in anderen Einrichtungen des Gesundheitswesens sowie in einigen großen Firmen angeboten.

Diese Interventionsform eignet sich auch in besonderem Maße für weniger nikotinabhängige Raucher, kann und soll aber bei vorliegender Nikotinabhängigkeit durch NRT ergänzt werden.

Beim regelmäßigen nicht-nikotinabhängigen Raucher ist anzunehmen, dass er viele seiner Zigaretten aus „Gewohnheit" raucht und eine ganze Reihe von Alltagssituationen für ihn Auslöser zum Tabakkonsum darstellen. Das klassische Konditionierungsparadigma wird daher in der Lerngeschichte eine dominante Rolle gespielt haben. Wichtig wird es nun sein, mittels Verhaltensanalyse jene Auslöser ausfindig zu machen, die das Rauchverlangen produzieren. Dazu eignet sich vor allem das Führen eines Raucherprotokolls, in dem bei jedem Auftreten von Rauchverlangen neben der Uhrzeit auch der Anlass, die möglichen animierenden Sozialkontakte oder die persönliche Verfassung – also jene zu eruierenden Auslöser – festgehalten werden. Dabei ist es nur in zweiter Hinsicht wichtig, ob bei dieser Situation dann tatsächlich geraucht wurde oder ob es gelungen ist, dem Verlangen zu widerstehen. Wurden solche immer wiederkehrenden Rauchanlässe analysiert, kann mit entsprechenden Selbstkontrollmaßnahmen darauf reagiert werden. So könnte sich der Raucher vornehmen, in vorerst nur bestimmten Situationen auf die Zigarette zu verzichten, wobei andere Auslöser noch unberücksichtigt bleiben. Durch das Weiterführen des Raucherprotokolls wäre die Reduktion des Zigarettenkonsums zu überprüfen. Bei Therapieziel Abstinenz sollte nach etwa zwei Monaten nicht mehr geraucht werden. Dieser „Tag X." wäre übrigens bei Beginn der Therapie gemeinsam mit dem Klienten festzulegen.

Nicht-nikotinabhängige Spitzenraucher haben ihr Rauchverhalten zum überwiegenden Teil aufgrund des operanten Konditionierens erworben. Sie erwarten sich im Anschluss an ihren Zigarettenkonsum eine positive Konsequenz, wie etwa eine Stressreduktion. Es wird also darum gehen, zum einen diese Situationen zu kontrollieren – wie zum Beispiel darauf zu achten, dass sich der Klient nicht unnötigerweise Stress-Situationen aussetzt –, zum anderen aber auch sinnvoll sein, entsprechende Reaktionsmuster anzubieten – wie etwa Entspannungsmethoden –, um in den betreffenden Situationen besser und vor allem ohne Zigarette bestehen zu können. Ist die Situations- und Reaktionskontrolle eingeleitet, kann dieser Typ von Klient auch sehr gut mit der „Schluss-Punkt-Methode" zurechtkommen, indem er von einem Tag auf den anderen auf die Zigarette verzichtet und dafür Alternativverhaltensweisen zum Einsatz bringt. Unterstützt wird dieses Verfahren, wenn vor allem für die ersten rauchfreien Tage eine genaue Tagesplanung durchgeführt wird und bereits im Vorfeld Überlegungen angestellt werden, wie in kritischen Situationen zu reagieren wäre.

Pharmakologische Methoden: Nikotinersatztherapie (NRT)

Entzugserscheinungen sind meist der Grund dafür, dass Entwöhnungsversuche scheitern (4). Viele Raucher schaffen die gleichzeitige Trennung von der Rauchgewohnheit und die Entwöhnung vom Nikotin nicht. Das Grundprinzip der Nikotinsubstitution ist, den nikotinabhängigen Organismus mit Nikotin aus einer alternativen Quelle zu versorgen (12). Das medikamentös verabreichte Nikotin baut im Blut einen gewissen Nikotinspiegel auf, um die Entzugserscheinungen zumindest teilweise zu kompensieren. Der Raucher kann sich dann auf andere Probleme der Tabakentwöhnung konzentrieren.

Zurzeit stehen fünf Therapieformen der NRT zur Verfügung: Pflaster, Kaugummi, Inhalator (OTC), Sublingualtablette und der Nasenspray (rezeptpflichtig).

Die Wirksamkeit dieser seit vielen Jahren etablierten Methoden ist deutlich belegt. Eine Meta-Ananlyse von 28 randomisierten Untersuchungen (13) mit Nikotinkaugummi, Pflaster und Spray zeigte signifikant hohe Erfolgsquoten von Kaugummi und Pflaster ($p < 0.001$) gegenüber Placebo. Der Kaugummi lieferte mit steigender Nikotinabhängigkeit bessere Erfolgsquoten; beim Pflaster konnte dieser Zusammenhang nicht nachgewiesen werden. Die Meta-Analyse kommt zu dem Schluss, dass 15% der Raucher von einer NRT profitieren und es auf diesem Wege schaffen, das Rauchen aufzugeben (13).

Beim Vergleich der Erfolgsraten von Nikotinersatz und Placebo bewegen sich die Odds-Ratios mehr oder weniger um den Faktor 2 (14). Die Ergebnisse einer Meta-Analyse von 53 Studien über die verschiedenen Formen von Nikotinersatztherapie zeigten eine doppelt so hohe Langzeit-Erfolgsrate (6–12 Monate) (15). Die Odds-Ratios für den Erfolg von NRT verglichen mit den Kontrollen waren 1,71 (95% CI, 1,56–1,87). Die Odds-Ratios für die unterschiedlichen Formen von NRT waren: 1,61 für den Kaugummi; 2,07 für das Pflaster; 2,92 für den Nasenspray und 3,05 für den Inhalator.

Nikotinersatztherapie ermöglicht eine wirkungsvolle Behandlung der Nikotinabhängigkeit mit **doppelt bis dreifach höheren Erfolgsraten** als ohne Behandlung (16). Die Behandlungstrategien können individuell nach den Bedürfnissen der Patienten zugeschnitten werden: Manche brauchen höhere Dosierungen, andere profitieren von einem Langzeitgebrauch der NRT oder brauchen verschiedene Kombinationen von NRT.

Nikotinkaugummi

Mit dem Kaugummi wird das Nikotin über die Mundschleimhaut aufgenommen. Wenn das Rauchverlangen groß ist, sollte mit dem „Kauen" des Nikotinkaugummis begonnen werden, wobei die Instruktionen des Apothekers und der Packungsbeilage für das richtige Kauen genau zu befolgen sind. Der Nikotinkaugummi ist in 2 Dosierungen erhältlich: 4 mg für den Beginn einer Rauchertherapie vor allem bei höhergradiger Nikotinabhängigkeit und anschließend der 2-mg-Kaugummi bis zum Ende der Entwöhnungsphase. Viele Studien zum Thema Nikotinkaugummi haben eine doppelt so große Erfolgsrate im Vergleich zum Placebo gezeigt (17, 18).

Indikationen: Zum selbständigen Dosieren besonders geeignet, vor allem in Momenten großen Rauchverlangens („craving"). Mit dem 4-mg-Kaugummi werden Nikotin-Plasma-Konzentrationen erreicht, die denen eines Zigarettenrauchers sehr nahe kommen. Diese Nikotinspiegel werden mit allen anderen NRT-Produkten in der Regel nicht erzielt (19).

Nikotinpflaster

Durch das Pflaster gelangt das Nikotin durch die Haut in den Körper und es wird ein konstanter Nikotinspiegel im Blut aufgebaut und aufrechterhalten. Die Pflaster gibt es in verschiedenen Größen und sie können wahlweise nur tagsüber oder auch zusätzlich in der Nacht getragen werden (16-Stunden- und 24-Stunden-Pflaster).

Diese transdermalen Systeme zeigen sehr gute Erfolgsraten nach einem Gebrauch von 6 Wochen (20).

Indikationen: Bei regelmäßigem Rauchverhalten („Spiegelraucher"); auch in Kombination mit anderen NRT-Präperaten.

Nasenspray

Der Nasenspray liefert 0.5 mg Nikotin pro Applikation in jedes Nasenloch. Im Gegensatz zu Kaugummi und Pflaster ist der Nasenspray sehr gut zu gebrauchen, wenn ein dringendes Rauchverlangen besteht, weil die Zeit bis zur Nikotinbereitstellung kürzer ist und ein Maximum an Nikotin in weniger als 10 Minuten das Gehirn erreicht. Damit ist der Spray das am schnellsten wirksame Nikotinersatztherapeutikum.

Studien zeigten, dass vor allem hochabhängige Raucher von dem Spray profitieren (11).

Indikationen: Bei eher unregelmäßigem, situationsabhängigem Rauchverhalten („Spitzenraucher") und hohen FTND-Werten.

Inhalator

Dieser hat das Aussehen eines Zigarettenhalters, im Inneren befindet sich eine auswechselbare Nikotineinlage. Wenn der Raucher anzieht und die Luft ansaugt, bekommt er, ähnlich einer Zigarette, eine gewisse, bezogen auf den Tabakkonsum meist etwas geringere Menge Nikotin. Das spezifische Kennzeichen des Inhalators ist die Nachahmung des Rauchaktes. Der Inhalator ist möglicherweise die beste Methode für nicht so stark nikotinabhängige Raucher, die vor allem die mit dem Rauchen verbundenen Handlungen und Bewegungen vermissen.

Indikationen: Zur Verringerung physischer (Nikotinabhängigkeit) und psychischer (Gewohnheit) Entzugssymptome; durch individuelle Verwendung (lediglich Paffen bis zum intensiven inhalieren) kann sehr unterschiedlich dosiert werden.

Sublingualtablette

Tablette, die unter die Zunge gelegt wird. Ähnlicher Wirkungsmechanismus wie beim Kaugummi.

Kontraindikationen für NRT

Kontraindikationen (wie sie z.B. die Hersteller anführen) sind kritisch zu betrachten, da es immer besser ist, NRT zu verwenden, als weiter zu rauchen. Die Vor- und Nachteile müssen unter bestimmten Bedingungen abgewogen werden.

Seit Dezember 2005 gibt es für den Einsatz von NRT neue Richtlinien (Committee on Safety of Medicines, England):

- Alle Formen der NRT können bei Patienten mit HK-Erkrankungen, bei Schwangeren und bei jugendlichen Rauchern von 12–17 Jahren eingesetzt werden.
- Mehr als eine Form der NRT kann gleichzeitig angewendet werden.
- Langzeitanwendung.
- NRT kann auch eingesetzt werden, während der Patient noch raucht, mit dem Zweck eines reduzierten Rauchens als Vorstufe zum Rauchstopp.

Relative Kontraindikationen

Kaugummi: Zahnprothese, Mundprobleme, Kaumüdigkeit, subjektives Gefühl eines irritierenden Geschmacks oder soziale Probleme mit der Akzeptanz des Kaugummi-Kauens in der Öffentlichkeit, persönliche Ablehnung etc.

Pflaster: Hautreaktionen, Erythem, Überempfindlichkeit, generalisierte Hauterkrankung, Fortsetzung des Rauchens bei Tragen des Pflasters etc.

Nasenspray: Irritationen oder Erkrankungen der Nasenschleimhaut.

Inhalator: Praktisch keine Kontraindikationen.

Dauer der Behandlung: ca. 3 Monate. Die Gefahr einer Abhängigkeit von Produkten der NRT ist gering. Im Zuge der Therapie wird die Nikotinzufuhr schrittweise reduziert, bis der Ex-Raucher das Nikotin nicht mehr braucht. Eine längere Anwendung dieser Produkte sollte vermieden werden, auch wenn das für manche Patienten der einzige Weg für eine dauernde Abstinenz sein könnte.

Stationäre Rauchertherapie

Wesentliche Erfahrungen liegen aber auch im Zusammenhang mit Rauchertherapie im Rahmen einer stationären Betreuung, etwa in Form eines Kuraufenthaltes, vor. Die Versicherungsanstalt des Österreichischen Bergbaus, die Wiener Gebietskrankenkasse und die Oberösterreichische Gebietskrankenkasse bieten in Kooperation mit dem Institut für Sozialmedizin der Medizinischen Universität Wien erstmals in Österreich eine Form der stationären Rauchertherapie an. Bei dieser Maßnahme unterziehen sich hoch nikotinabhängige Raucher drei Wochen lang einer stationären Rauchertherapie in einem Rehabilitationszentrum. Mittels Einzel- und Gruppeninterventionen, psychologischer Behandlung, Herz-Kreislauf-Training, Ernährungsberatung, physikalischer Therapien, mentaler Entspannungsmethoden, diagnostischer Prozeduren wie Kohlenmonoxid-Messungen und Nikotinersatztherapie sollen Patienten Abstinenz erzielen können und gleichzeitig Fertigkeiten erwerben, die es ihnen ermöglichen, auch in Zukunft rauchfrei zu bleiben.

Literatur

Batra A., Fagerström K.O. (1997): Neue Aspekte der Nikotinabhängigkeit und Raucherentwöhnung. Sucht; 4: 277–288.

Fagerström K.O., Sachs D.P.L. (1995): Medical management of tobacco dependence: a critical review of nicotine skin patches. Curr Pulmonol; 16: 223–228.

Fagerström Tolerance Questionnaire. Br J Add; 86: 1119.

Fagerström K.O. (1988): Efficacy of nicotine chewing gum: a review. In: Nicotine replacement: A Critical Evaluation. Pomerlau O. and Pomerlau C.S. (eds.) Alan R. Liss, New York, 109–128.

Fagerström K.O., Kunze M., Schoberberger R., Breslau J., Hughes R.D., Hurt D., Puska P., Ramström L., Zatonski W. (1996): Nicotine dependence versus smoking prevalence: comparisons among countries and categories of smokers. Tobacco Control; 5: 52–56.

Fiore M.C., Cohen S.J., Goldstein M.G., Gritz E.R., Heyman R.B. et al. (1996): Smoking cessation. Clinical Practice Guideline; No. 18, AHCPR 96-692. US Department of Health and Human Services, Public Health Service, Agency for Health Care Policy and Research.

Heatherton T. et al. (1991) : The Fagerström Test of Nicotine Depenendence: a revision of the Kunze M., Schoberberger R., Abelin T., Gutzwiller F., Keil U., Kruse W., Matthys (1992): Rauchertherapie: Konsensus in den deutschsprachigen Ländern. Soz Präventivmed.; 37: 223–230.

Henningfield J.E. (1995): Nicotine medications for smoking cessation. N Engl J Med; 18: 1196–1203.

Hughes J.R. (1993): Pharmacotherapy for smoking cessation: unvaldated assumptions, anomalies and suggestions for future research. J Consult Clin Psychol; 61: 751–760.

Kunze M., Vutuc C. (1980): Threshold of Tar Exposure: Analysis of Smoking History of Male Lung Cancer Cases and Controls. In: Gori G.B., Bock F.G. (eds.): Banbury Report 3: A Safe Cigarette? 29–34.

Kunze U., Schoberberger R., Fagerström K.O., Aigner K., Bölcskei P., Dittrich C. (1996): High Nicotine Dependence among Lung Cancer Patients. The European Respiratory Journal; 9: 23.

Prochaska J., DiClemente C. (1993): Self-change progress, self-efficacy and decisional balance across five stages of smoking cessation. In: Engstrom P. (ed.): Advances in cancer control.: 131–140.

Salto E., Nardini S., Cornuz J. et al. (1997): Guidelines on Smoking Cessation for Practitioners and other Health Professionals. European Medical Newsletter on Smoking Cessation; 15: 2–6.

Schmeiser-Rieder A., Schoberberger R., Kunze U., Kunze M. (1996): Nocturnal sleep disturbing nicotine craving (NSDNC). Abstractband-Annual Scientific Conference of the Society for Research on Nicotine and Tobacco. Society for Research on Nicotine and Tobacco: 42.

Schoberberger R. (1993): Psychological and physiological dependence. Vortrag anläßlich der 3rd International Conference on Preventive Cardiology. Oslo.

Schoberberger R., Kunze U., Schmeiser-Rieder A. (1997): Diagnostik und Therapie der Nikotinabhängigkeit. Versicherungsmedizin; 49: 25–29.

Silagy C., Mant D., Fowler G., lodge M. (1994): Meta-analysis on efficacy of nicotine replacement therapies in smoking cessation. Lancet; 343: 139–142.

Tang J.L., Law M., Wald N. (1994): How effective is nicotine replacement therapy in helping people to stop smoking?. British Medical Journal; 308: 21–26.

Tonnesen P. (1997): Nicotine Replacement and Other Drugs in Smoking Cessation. In: Bolliger C.T., Fagerström K.O. (eds.): The Tobacco Epidemic. Progress in Respiratory Research; 28: 178–189.

WHO (1988): A 5 year action plan. World Health Organization, Regional Office for Europe, Kopenhagen.

Fagerström-Test für die Bestimmung der Nikotinabhängigkeit

Wann nach dem Aufwachen rauchen
Sie Ihre erste Zigarette?

innerhalb von 5 Minuten	3
6–30 Minuten	2
31–60 Minuten	1
nach 60 Minuten	0

Finden Sie es schwierig, an Orten,
wo das Rauchen verboten ist (z.B.
Kirche, Bücherei, Kino usw.) das
Rauchen zu lassen?

ja	1
nein	0

Auf welche Zigarette würden Sie
nicht verzichten wollen?

die erste am Morgen	1
andere	0

Wie viele Zigaretten rauchen Sie
im Allgemeinen pro Tag?

bis 10	0
11 bis 20	1
21 bis 30	2
31 und mehr	3

Rauchen Sie am Morgen im Allgemeinen
mehr als am Rest des Tages?

ja	1
nein	0

Kommt es vor, dass Sie rauchen,
wenn Sie krank sind und tagsüber
im Bett bleiben müssen?

ja	1
nein	0

GESAMTPUNKTE   ☐

BEURTEILUNG:

0–2 Punkte	sehr geringe Abhängigkeit
3–4 Punkte	geringe Abhängigkeit
5 Punkte	mittlere Abhängigkeit
6–7 Punkte	starke Abhängigkeit
8–10 Punkte	sehr starke Abhängigkeit

Measurement of expired carbon monoxide among medical students to assess smoking behaviour

Objektivierung des Rauchverhaltens bei MedizinstudentInnen durch Messung des Kohlenmonoxidgehaltes der Ausatemluft

Ernest Groman, Ursula Kunze, Anita Schmeiser-Rieder, Rudolf Schoberberger

Zusammenfassung

Im Rahmen der Pflichtlehrveranstaltung „Sozialmedizinisches Praktikum" wurde ohne vorherige Ankündigung eine CO-Messung durchgeführt. Die Messung von CO in der Ausatemluft dient zur Objektivierung des Rauchverhaltens. Der cut-off-point wurde mit 11 ppM festgesetzt. Die Messung von 173 MedizinstudentInnen ergab eine relativ geringe Prävalenz an Aktivrauchern von 9%.

Das Rauchverhalten wurde zusätzlich durch Befragung ermittelt. Mit Ausnahme eines Studenten bezeichneten sich alle Befragten mit Werten über 10 ppM als Aktivraucher.

Die CO-Messung ermöglicht die einfache nicht-invasive Objektivierung des Rauchverhaltens und wird in Zukunft die Frage nach der Zahl der Zigaretten ersetzen.

Außerdem hatten die Studenten Gelegenheit, im Rahmen der Selbsterfahrung ein neues diagnostisches Verfahren kennen zu lernen.

Kohlenmonoxid (CO)-Messung

Mit der Überprüfung des Kohlenmonoxidgehalts in der Ausatemluft lassen sich subjektiv erhobene Daten von Raucherklienten objektivieren. Die Messung wird z.B. mit einem Smokerlyzer (Bedfont EC50-MICRO Carbon Monoxide Monitor) vorgenommen, der ein Konzentrationsvolumen von 0-500 ppM CO (0–83,3% COHb) zulässt. Nach Angaben von Bedfont Instruments Ltd. erreichen Nichtraucher Werte von 0–10 ppM, „Leichtraucher" Werte von 11–20 ppM und „Starkraucher" Werte von 21–100 ppM. Die angezeigten ppM lassen sich durch Knopfdruck in COHb-% transformieren, womit dem Raucher sehr gut vor Augen geführt werden kann, inwiefern er durch die Aufnahme von Kohlenmonoxid den Sauerstofftransport im Blut blockiert und dadurch Organe unterversorgt.

Die erhobenen CO-Werte – sofern ein entsprechendes Messgerät zur Verfügung steht – sollen aber auch mit dem Ergebnis beim FTND in Beziehung gebracht werden. Ist der FTND hoch, der CO-Wert jedoch niedrig oder umgekehrt (FTND nieder, CO-Wert hoch) liegt ein abklärungsbedürftiges inkongruentes Ergebnis vor. Allerdings ist in diesem Zusammenhang zu bedenken, dass CO-Werte großen Tagesschwankungen unterliegen können. Raucher haben in der Regel gegen Tagesende höhere Werte als zu Tagesbeginn. Der CO-Gehalt verflüchtigt sich relativ rasch und kann nach etwa 17 Stunden Tabakabstinenz Nichtraucher-Werte erreichen.

Gruppen- und Gesprächsführung

Die Gruppenberatung hat den Vorteil der effizienten Patientenbetreuung bei geringem Zeitaufwand, der gegenseitigen Motivation bzw. der Entwicklung eines förderlichen Konkurrenzverhaltens unter den Gruppenmitgliedern.

Zum Raucher oder Übergewichtigen wird man auch durch Lernmechanismen, durch die Gruppenbetreuung sollen Strategien vermittelt werden, die ein Um- oder Verlernen ermöglichen. Da in einer Gruppe Prozesse ablaufen, die sich positiv für das Gruppengeschehen und somit für den Erfolg jedes einzelnen Teilnehmers sein können, sind einige entscheidende Richtlinien zu beachten:

Gruppengröße und Gruppenstruktur

Die ideale Gruppengröße für eine Raucher- oder Ernährungsberatung liegt bei 8–12 Personen. Während einer 1-stündigen Sitzung haben alle Klienten Gelegenheit, über ihre Erfolge oder Misserfolge zu berichten, Probleme aufzuzeigen oder Lösungsvorschläge zu bearbeiten. Dies ist bei einer größeren Gruppe nicht mehr möglich. Bei zu kleinen Gruppen sind förderliche Gruppenprozesse nur beschränkt möglich, außerdem erhöht sich der Aufwand für die Betreuung jedes Einzelnen.

Offene und geschlossene Gruppe

„Offen" bedeutet, dass es bei jeder Gruppensitzung möglich ist, neue Probanden aufzunehmen und dass andere ausscheiden. Der Vorteil solcher Gruppen besteht darin, dass die Betreuung ohne Wartezeiten einsetzen kann und „Anfänger" von den bereits „Fortgeschrittenen" motiviert werden können.

Bei „geschlossenen" Gruppen finden sich die Gruppenmitglieder zu einem „Kurs" zusammen, dessen Dauer und Termine bereits feststehen. Der Gruppenleiter kann leichter einen Programmablauf fixieren, braucht sich nicht zu wiederholen und muss keine neuen Probanden in das Gruppengeschehen integrieren.

Phasen der Gruppenbildung

Kennenlern- und Anerkennungsphase

Gibt dem Gruppenleiter die Möglichkeit, seine Rolle aufzuzeigen, das Programm vorzustellen und die Ziele zu definieren. Jeder Teilnehmer sollte die Gelegenheit erhalten, über sich selbst und seine Erwartungen zu sprechen.

Einschätzungsphase

Es kommt zur Beurteilung der einzelnen Teilnehmer untereinander, der Ziele und des Programms. Alle sollten dazu Stellung nehmen.

Integrationsphase

Jeder Teilnehmer nimmt seine Rolle an und probiert, wie diese auf die anderen Teilnehmer wirkt. Es finden sich meist verschiedene Typen, auf deren Verhalten unterschiedlich reagiert werden sollte:

- Zweifler, bedürfen meist mehr Information.
- Besserwisser und Ablehner, können oft nur durch Provokation in die Gruppe integriert werden, da sie sonst durch ihr destruktives Verhalten den Gruppenprozess stören.
- Zustimmer und Optimisten, sollen bekräftigt werden.
- Pessimisten werden oft durch Ermunterung und Vorbild der anderen Probanden zuversichtlicher.

Intimitätsphase

Stabilisierte Strukturen und eine harmonische Atmosphäre sollten erreicht sein. Die Rollen sind verteilt, die Probanden für weitere Sitzungen motiviert.

Formen der Gruppenführung

Autoritär

Der Gruppenleiter agiert ähnlich einem Lehrer beim Frontalunterricht. Die Klienten haben kaum die Chance, Eigenverantwortung zu übernehmen, was möglicherweise auch zu einer latenten Feindseligkeit gegen den Gruppenleiter führt. Auch die gegenseitige Motivation ist unterbunden. Dennoch handelt es sich um eine Gruppenstruktur, die durch strikte Anweisungen und ev. die Aussicht auf Sanktionen gute Anfangserfolge aufweist.

Laissez-faire

Bei dieser selbstgesteuerten Gruppe greift der Gruppenleiter nur dann in das Geschehen ein, wenn er dazu aufgefordert wird. Für Gruppen mit dem Ziel der Verhaltensänderung ist dieser Stil ungeeignet, weil er zuwenig Spielraum für Informationen und methodische Hinweise lässt.

Demokratisch

Der Gruppenleiter demonstriert die Methoden der Verhaltensänderung, lässt jedoch den Mitgliedern genügend Spielraum; hierbei ist ein größeres Maß an Frustrationstoleranz nötig, da sich Erfolge meist nur allmählich einstellen. Ein eigenverantwortliches Handeln der Probanden wird gefördert, wenn der Gruppenleiter nur korrigierend oder informierend eingreift; positive Effekte auf Langzeiterfolge werden erzielt.

Für die Führung von Raucher- oder Übergewichtigengruppen empfiehlt sich eine **Mischung aus autoritärer und demokratischer Leitung**. Wenn es um fachliche Kompetenz geht, ist Autorität durchaus angebracht, gleichzeitig muss die Selbstständigkeit und Eigenverantwortung der Klienten gefördert werden, was mit der demokratischen Führung erreicht werden kann.

Literatur

Kunze M. (1997): Harm Reduction: The Possible Role of Nicotine Replacement. In: Bollinger CT, Fagerström KO (eds): The Tobacco Epidemic. *Prog Respir Res*; 28: 190–198.

Crofton J.W., Freour P.P., Tessier J.F. (1994): Medical education on tobacco: implications of a worldwide survey. Tobacco and Health Committee of the International Union against Tuberculosis and Lung Disease (IUATLD). *Med Educ*; 28(3): 187–196.

Kunze M., Schoberberger R. (1980): Psychologische Grundlagen des Rauchens. *Österreichische Ärztezeitung*; 7: 271–275.

Schoberberger R., Kunze U., Schmeiser-Rieder A. et al. (1998): Wiener Standard zur Diagnostik der Nikotinabhängigkeit: Wiener Standard Raucher-Inventar (WSR). *Wiener medizinische Wochenschrift*; 3: 52–64.

Schoberberger R. (2004): Smoking Cessation and the Different Roles of Health Professionals. In: Varma A.K., Tobacco Counters Health, Volume 3. Macmillan, New Delhi, pp 10–16.

Schoberberger R., Bayer P., Groman E., Kunze M. (2002b): New Strategies in Smoking Cessation: Experiences with Inpatient Smoking Treatment in Austria. In: Varma A.K., Tobacco Counters Health, Volume 2. Macmillan, New Delhi, pp 177–181.

Schoberberger R., Kunze M. (1999): Nikotinabhängigkeit – Diagnostik und Therapie. Springer, Wien, NewYork.

Folienvorlagen

Slide 1

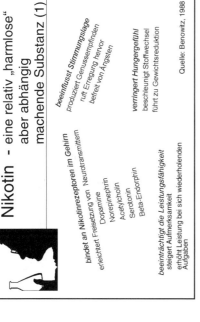

Nikotin – eine relativ „harmlose" aber abhängig machende Substanz (1)

bindet an Nikotinrezeptoren im Gehirn
erleichtert Freisetzung von Neurotransmittern
  Dopamine
  Norepinephrin
  Acetylcholin
  Serotonin
  Beta-Endorphin

beeinträchtigt die Leistungsfähigkeit
steigert Aufmerksamkeit
erhöht Leistung bei sich wiederholenden Aufgaben

beeinflusst Stimmungslage
produziert Genussempfinden
ruft Erregung hervor
befreit von Ängsten

verringert Hungergefühl
beschleunigt Stoffwechsel
führt zu Gewichtsreduktion

Quelle: Benowitz, 1988

Slide 2

Klassifikation der Nikotinabhängigkeit als Krankheit

Kriterien für Drogenabhängigkeit
(US SURGEON GENERAL'S REPORT, 1988)
überprüft am Tabakkonsum

Primäre Kriterien:

> hoher und zwanghafter Konsum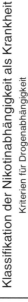
> psychoaktive Effekte
> drogenverstärktes Verhalten

Zusätzliche Kriterien:

> Toleranz
> körperliche Abhängigkeit
> euphorisierender Effekt
> Stereotypien
> Nichtbeachtung der schädlichen Effekte
> Rückfälle nach Abstinenz
> wiederkehrendes heftiges Verlangen nach der Droge

Slide 3

Stoffklassen der Tabakrauchbestandteile

(ca. 3500 verschiedene Substanzen)

- Kohlenoxide
- Stickoxide
- Ammoniak und flüchtige Amine
- Cyanwasserstoff
- Alkaloide
- Alkohole, Aldehyde, Ketone
- Phenole und Chinone
- Isoprenoide
- Phytosterine

- Mono- und polycyclische aromatische Kohlenwasserstoffe
- Aza - Arene
- Carbonsäure, Ester, Lactone
- Amine und Amide
- Pyridin, Pyrrole und Pyrazine
- Dioxine
- N-Nitrosamine
- Metalle und Metalloide
- radioaktive Elemente

Wissenschaftlicher Aktionskreis Tabakentwöhnung, 1992

Slide 4

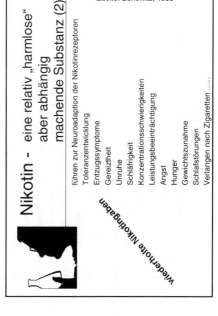

Nikotin – eine relativ „harmlose" aber abhängig machende Substanz (2)

Quelle: Benowitz, 1988

wiederholte Nikotingaben

führen zur Neuroadaption der Nikotinrezeptoren
Toleranzentwicklung
Entzugssymptome
Gereiztheit
Unruhe
Schläfrigkeit
Konzentrationsschwierigkeiten
Leistungsbeeinträchtigung
Angst
Hunger
Gewichtszunahme
Schlafstörungen
Verlangen nach Zigaretten......

Ziliartoxische Substanzen

- Schleimhautreizung
- Schädigung des Flimmerepithels
  ⇒ gestörter Reinigungseffekt
  ⇒ Infektionen
- Aldehyde, Blausäure, Formalin, Schwermetalle

Noch ein paar Fakten:

★ Tabakkonsum ist Ursache für ca. 30 % aller Todesfälle zwischen 35 und 69 Jahren

★ USA: 1 von 5 Toten ist durch Rauchen bedingt

★ Lebenserwartung eines schweren Rauchers ist um ca. 25 % vermindert

★ jede Zigarette verkürzt das Leben um ca. 5.5 Minuten

Kohlenmonoxid

- 2,8 bis 4,6 Vol.-Prozent im Zigarettenrauch (= Tausendfaches der Arbeitsplatzkonzentration
- Zwischen Nikotin und Kohlenmonoxid im Zigarettenrauch besteht kein festes Mengenverhältnis (nikotinarm bedeutet nicht CO-arm)
- hohe Affinität zum roten Blutfarbstoff (es bildet sich Carboxyhämoglobin)
- langsamere Abgabe von Sauerstoff
- Sauerstoffunterversorgung der Gewebe
- bei CO-freier Luft in 10-12 Stunden abgeatmet
- Nichtraucher unter 0,6 Prozent CO-Hämoglobin
- Raucher bis 13 Prozent CO-Hämoglobin
- Fördert die Entwicklung von Atherosklerose und deren Folgen, wie periphere, kardiale und cerebrale Durchblutungsstörungen
- Bei CO-Hämoglobin von 5 Prozent Erhöhung des Atheroseserisikos um den Faktor 21

Ein paar Fakten:

★ 1.100 Millionen Raucher weltweit

★ 1/3 der Weltbevölkerung (> 15 J.)

★ Industrienationen: 300 Mio. Raucher (200 Mio. Männer, 100 Mio. Frauen)

★ Entwicklungsländer: 800 Mio. Raucher (700/100)

★ 42 % Männer, 24 % Frauen

★ 3 Millionen Tote/Jahr

★ 2020-2030: 10 Millionen Tote/Jahr

Tabakinhaltsstoffe (3)

Auswirkungen auf den Organismus

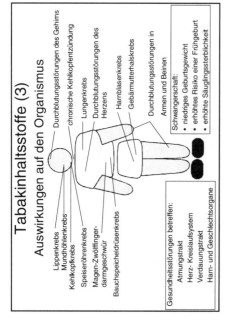

Lippenkrebs
Mundhöhlenkrebs
Kehlkopfkrebs
Speiseröhrenkrebs
Magen-Zwölffinger-darmgeschwür
Bauchspeicheldrüsenkrebs

Durchblutungsstörungen des Gehirns
chronische Kehlkopfentzündung
Lungenkrebs
Durchblutungsstörungen des Herzens
Harnblasenkrebs
Gebärmutterhalskrebs
Durchblutungsstörungen in Armen und Beinen

Gesundheitsstörungen betreffen:
Atmungstrakt
Herz- Kreislaufsystem
Verdauungstrakt
Harn- und Geschlechtsorgane

Schwangerschaft:
• niedriges Geburtsgewicht
• erhöhtes Risiko einer Frühgeburt
• erhöhte Säuglingssterblichkeit

Psychosoziale Variablen und Rauchverhalten

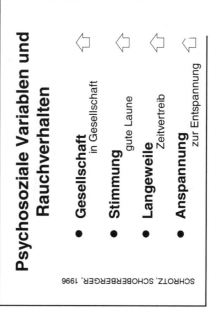

● **Gesellschaft** in Gesellschaft

● **Stimmung** gute Laune

● **Langeweile** Zeitvertreib

● **Anspannung** zur Entspannung

SCHROTZ, SCHOBERBERGER, 1996

Rauchen

★ größte Einzelursache für Erkrankungen und Todesfälle in Europa

★ Österreich:

   - ca. 14.000 Tote/Jahr durch tabakassoziierte Erkrankungen

   - ca. 3.000 Tote durch Bronchus-Ca

    90 % Raucher

★ USA: täglich 2 Jumbo-Jets

Einstellungen der Raucher zu ihrem Tabakkonsum

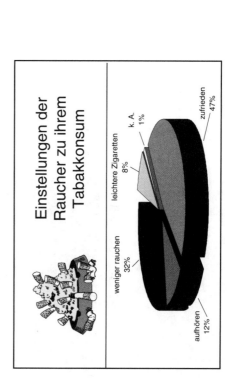

zufrieden 47%
leichtere Zigaretten 8%
k. A. 1%
weniger rauchen 32%
aufhören 12%

TEEREXPOSITION und LUNGENKREBSRISIKO

(Kunze, Vutuc, Banbury Report: A Safe Cigarette?
Cold Spring Harbor Laboratiry, 1980)

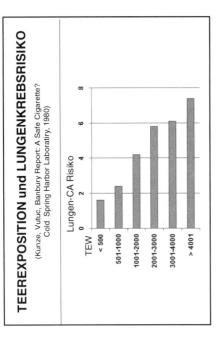

Smoking Control Measures   SCM

⇧ Prevalence │

⇧ High dependent smokers relative │

⇧ Incidence of TRDs (lung cancer)

ONLY MODERATELY │

ADDITIONAL CONTROL MEASURES

THE IRISH TIMES, Monday, August 11, 1997

Lung Cancer killed 20 million people in 20th century

by Kevin O'Sullivan

Nicotine Dependence & Lung Cancer

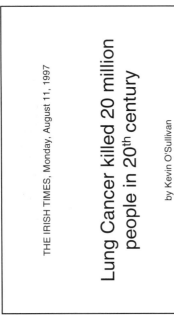

Maximale Hilfe für

hochabhängige Raucher

Therapeutic objectives

⊘ complete abstinence

⊘ harm reduction e.g. by
controlled smoking

⊘ craving management

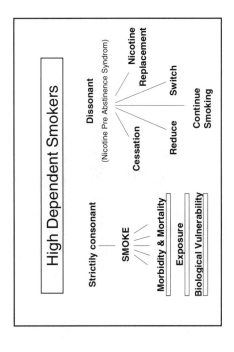

High Dependent Smokers

International Classification of diseases ICD 10

F 17 & 17.2

Diagnose: Nikotinabhängigkeit

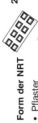

Nikotinersatztherapie (NRT)

1) Form der NRT
- Pflaster
- Kaugummi
- Nasalspray
- Inhalator
- Microtab

2) NRT-Einsatzstrategie
- 3 Monate
- vollständiger Ersatz
- oder reduziertes Rauchen

3) Kontraindikationen
- aktuelles Herz-Kreislaufereignis?
- Schwangerschaft und Stillzeit?
- Kaugummi: Zahnprothese, Kaumüdigkeit, persönliche Abneigung
- Pflaster: Hautreaktionen, Überempfindlichkeit
- Nasenspray: Erkrankungen der Nasenschleimhaut

Psychologische Aspekte der Rauchertherapie

Gewohnheitsfaktor
- Raucherprotokoll
- Situationsanalyse
- Kontrolle von Reizbedingungen
- „Ausblenden" von Rauchsituationen

Kompensationsfaktor
- Reaktionskontrolle
- Aufbau von Alternativ-verhaltensweisen
  - Sport
  - Entspannung
  - .....
- Belohnungen festsetzen

Combination

of

Nicotine replacement

(let them choose approach)

A success?

RR 220 —— 160 !

Chol 420 —— 280 !

CO 72 —— 31 ?

„chemoprevention" of lung cancer by long term NRT

high dose NR treatment

Effekte des Rauchens
in Bezug auf die Schwangerschaft

- häufiger Fehlgeburten
- Blutungen, Fehleinpflanzungen der Plazenta, vorzeitige Lösung der Plazenta, vorzeitiger Blasensprung
- Geburtsgewicht durchschnittl. 200-250 Gramm geringer
- bei 25 Zigaretten täglich sind durchschnittlich reduziert:
  - Gewicht um 9 %
  - Kopfumfang um 1,5 %
  - Länge um 2 %
- Rückstand bis zum 5.-11. Lebensjahr nachweisbar
- ....

Wissenschaftlicher Arbeitskreis Tabakentwöhnung, 1992

Effekte des Rauchens
in Bezug auf die Schwangerschaft

Reduzierte Fertilität	Fehlgeburten	Niedriges Geburtsgewicht
Hormonal	Nikotin-Wirkung	Gewichtszunahme
Tuben-Motilität		Nikotin-Wirkung
Implantation		CO-Wirkung
Oocyten		erhöhte Cyanid-Werte
Immunsystem		
Infektanfälligkeit		

US Department of Health and Human Services, 1990

Zigarettenkonsum und Geburtsgewicht

Aspekte der Raucherentwöhnung

☆ Geburtsgewicht wie bei Nichtraucherinnen

= Raucherentwöhnung vor der Schwangerschaft

= Raucherentwöhnung bis zum 3.-4. Schwangerschaftsmonat

☆ Raucherentwöhnung bis zur 30. Gestationswoche

= höheres Geburtsgewicht als beim Weiterrauchen

☆ Reduktion des Zigarettenkonsums

= kein positiver Effekt auf das Geburtsgewicht

US Department of Health and Human Services, 1990

7 IMPFUNGEN

Arten der Immunisierung

Um den menschlichen Organismus gegenüber fremden Mikroorganismen zu schützen, stehen zwei Möglichkeiten zur Verfügung:

1. Aktive Immunisierung bedeutet, dass der Organismus eine aktive Leistung zustande bringen muss. Er muss Antikörper bilden, die im Falle einer Infektion den Erreger schnell bekämpfen können. Der Organismus braucht für den Aufbau eines belastbaren Schutzes durch die Kompliziertheit des Vorganges Zeit, in der Regel einige Wochen. Andererseits hat es aber sein Gutes, dass das gesamte Immunsystem „auf Trab" gebracht wird – es bildet sich auch ein Erinnerungsvermögen aus. Bei einem späteren Kontakt mit demselben Krankheitserreger werden sofort Abwehrstoffe in größerer Menge bereitgestellt. Eine aktive Immunisierung kann durch die Erkrankung selbst (um den Preis der mit der Erkrankung verbundenen Beschwerden) oder seltener durch eine sogenannte „stille Feiung" (Infektion wie bei Erkrankung, jedoch ohne klinisches Kranksein) oder durch eine aktive Immunisierung (Impfung) erfolgen.

2. Bei der passiven Immunisierung verhält sich der Organismus passiv: Es werden die gegen die jeweilige Erkrankung nötigen Abwehrstoffe zugeführt, diese neutralisieren die Krankheitserreger und die Erkrankung wird verhindert. Allerdings hat die passive Immunisierung zwei Schwächen: Sie wirkt nur kurz (wenige Wochen), und bei vielen Erkrankungen existieren keine Präparate, oder deren Wirkung ist unzureichend. Stärke der passiven Immunisierung: Die Wirkung setzt sofort ein. Man unterscheidet die Übertragung homologer (d.h. von derselben Spezies [= Mensch] stammender) Antikörper und die heterologer (von einer anderen Säugetierspezies, z.B. Pferd, stammender) Antikörper, wobei die Letztere mit beträchtlichen Gesundheitsrisiken (allergische Erscheinungen auf Fremdeiweiß) verbunden ist.

Gegen manche Krankheitserreger benutzt man die beiden angeführten Methoden simultan: die aktiv-passive Simultanimpfung. Damit nutzt man die Vorteile beider Maßnahmen. Allerdings hat diese Methode den Nachteil, dass sie nur bei einigen wenigen Infektionen tatsächlich eingesetzt werden kann: nur in jenen Fällen, in denen die passive Immunisierung das Angehen der aktiven Immunisierung nicht beeinträchtigt, was wiederum von der Art des eingesetzten (aktiven) Impfstoffes abhängt. Beispiele für die Simultanimmunisierung sind Tetanusprophylaxe nach Verletzungen oder die Tollwutprophylaxe nach Tierbissen.

Möglichkeiten der Immunisierung	Charakteristika	Beginn des Schutzes	Beispiele	Dauer des Schutzes
Aktive Immunisierung	Bildung eigener Antikörper: Erkrankung, stille Feiung, Impfung	1–4 Wochen (impfstoff-abhängig)	Tetanus, Polio, Masern, Mumps, Röteln, FSME, Haemophilus, Gelbfieber, Cholera, Typhus	Jahre
Passive Immunisierung	Übertragung fremder Antikörper: Gammaglobulin, Serum	sofort	*Homolog:* Tetanus, Röteln, Masern, Varicellen; *Heterolog:* Diphtherie, Schlangensera	1–12 Wochen
Aktiv-passive Immunisierung	Impfstoff plus Gammaglobulin oder Serum	sofort	Prophylaxe und Therapie	Jahre

Arten von Impfstoffen

Antigene müssen in einem Impfstoff optimal „verpackt" werden, damit eine ideale Antwort des Organismus auf diese erfolgt. Die Ausbildung der Immunantwort soll derart gestaltet sein, dass:

- **die Impfstoffzubereitung keine krankmachenden Eigenschaften besitzt und**
- **die Immunantwort in der Ausbildung schützender Abwehrstoffe resultiert.**

Man muss genau wissen, welche Eigenschaften der Erreger hat, aus dem ein Impfstoff zubereitet werden soll, und welche „Schlüsselantigene" für die Auslösung einer schützenden Immunantwort nötig sind.

1 Lebendimpfstoffe

enthalten lebende und vermehrungsfähige Keime. Die Einbringung solcher Keime in den menschlichen Organismus ähnelt stark einer echten Infektion, mit einem wesentlichen Unterschied: Der Impfstoff-Erreger wird vorher seiner krankmachenden Eigenschaften (weitgehend) beraubt. Es bleiben seine Eigenschaften, die zur Auslösung einer schützenden Immunantwort nötig sind, soweit wie möglich erhalten. Die Herstellung eines Lebendimpfstoffes ist eine Art Gratwanderung für den Produzenten: Wird der Erreger zu sehr abgeschwächt („attenuiert"), so verliert er in den meisten Fällen seine immunologischen Eigenschaften, d.h. er wird keine Immunreaktion, die zu einem Schutzzustand gegen die Erkrankung führt, auslösen. Wird er zuwenig attenuiert, bleiben zumindest teilweise seine krankmachenden Eigenschaften erhalten und die Verträglichkeit des Impfstoffes wird schlechter.

Eine Attenuierung eines Erregers zwecks Impfstoffherstellung kann – und dies ist von den Erregereigenschaften abhängig – auf verschiedenen Wegen erfolgen: Tierpassagen (ein Wirtswechsel ist oft unangenehm für Krankheitserreger und führt zum Verlust von krankmachenden Eigenschaften), Passagen über Kulturzellen oder Hühnereier und vieles andere mehr. Bei manchen Lebendimpfstoffen wird der ursprüngliche Krankheitserreger auch gentechnologisch verändert und verliert dadurch seine krankmachenden Eigenschaften. Lebendimpfstoffe haben den Vorteil, dass die ausgelöste Immunantwort der natürlichen Infektabwehr meist sehr ähnlich ist und daher der Schutz lange anhält und besonders „hochwertig" ist. Ein Nachteil ist, dass bei Personen mit Störungen des Immunsystems die Balance zwischen Impfstoff und Organismus gestört sein kann und „vergrabene" krankmachende Eigenschaften wieder zum Vorschein kommen, was dann zu vermehrten Nebenwirkungen führt.

2 Totimpfstoffe

In dieser Kategorie gibt es mehrere Untergruppen. Allen gemeinsam ist, dass entweder ganze, abgetötete Erreger oder Teile von diesen, jedenfalls aber kein vermehrungsfähiges Material mehr vorhanden ist.

Es wird dem Organismus nur eine ganz bestimmte Menge von antigenem Material zugeführt und damit eine deutlich kontrollierte Immunantwort ausgelöst. Zumeist muss man bei Totimpfstoffen einen „Verstärker" zusetzen, eine Substanz, damit die geringe Menge antigenen Materials dem Immunsystem optimal präsentiert wird. Die am häufigsten verwendete Substanz ist Aluminiumhydroxid (auch „Absorbat"). Dieses AH hat den kleinen Nachteil, dass es bei subcutaner Gabe unangenehme Reizungen des Unterhautgewebes hervorrufen kann. Bei sehr häufigen Impfungen kann es zu allergischen Erscheinungen (Rötung, Schwellung) an der Impfstelle kommen.

Wie in der Tabelle zu sehen, sind Totimpfstoffe verschieden in der Zusammensetzung.

Einteilung der Impfstoffe		Impfstoffe gegen Bakterien	Impfstoffe gegen Viren
Lebendimpfstoffe		Tuberkulose Typhus Cholera	Kinderlähmung (Schluckimpfung), Masern, Mumps, Röteln, Gelbfieber, Varicellen
Totimpfstoffe	Inaktiviert: (ganze, abgetötete Erreger)		Polio, Influenza, FSME Tollwut, Encephalitis japonica, Hepatitis A
	Toxoid (entgiftetes Toxin)	Diphtherie Tetanus	
	Subunit: (kleinere Teilstücke des Erregers)	Meningokokken, Pneumokokken, Haemophilus, Influenzae, Typhus, Keuchhusten	Grippe-Spalt-Impfstoff Grippe-Subunit-Impfstoff Hepatitis B
	„Virus like particles" Viruspartikel werden nachgebaut, kein genetisches Material		HPV Grippe

Beispiel Pocken

Die Pocken-Impfung war über 150 Jahre eine der wichtigsten, und jedes Kind wurde – trotz der häufigsten und durchaus unangenehmen Nebenwirkungen der Impfung – konsequent geimpft. Mitte der 70er Jahre wurde im Rahmen eines weltweiten Ausrottungsprogrammes der WHO (mit Impfpflicht!) der Erreger ausgerottet. Ein neuerliches Aufflackern der Pocken ist unmöglich geworden. Damit ist die Impfung nicht mehr sinnvoll und sie wurde aus dem Impfplan gestrichen.

Heute stehen wir vor der Ausrottung der Kinderlähmung. Noch gibt es diese schlimme Erkrankung, noch ist es sinnvoll zu impfen. In 10 Jahren wird die Impfung nicht mehr nötig und damit aus dem Impfplan zu streichen sein. Auch die Tuberkulose-Schutzimpfung ist im heutigen Impfplan nicht mehr berücksichtigt, weil eine generelle Schutzimpfung gegen TBC keinen sinnvollen Beitrag zur Volksgesundheit mehr liefert, daher werden nur bestimmte Risikogruppen geimpft.

Der Schutz vor Infektionskrankheiten ist am Beginn des Lebens besonders wichtig, aber auch später von Bedeutung. Impfen kennt kein Alter und ist während des ganzen Lebens die wichtigste präventivmedizinische Maßnahme. Impfungen haben in den meisten Fällen eine begrenzte Schutzdauer, regelmäßige Auffrischungen sind zur Aufrechterhaltung des Schutzes unerlässlich!

Die Forderung aller Impffachleute geht heute dahin, kombinierte Impfstoffe in den Handel zu bringen. Hier stehen aber große Probleme an: Bei einem Kombinationsimpfstoff können nicht einfach die einzelnen Komponenten zusammen gemischt werden, sondern es ist eine mühselige Arbeit, die Zusammensetzung so zu optimieren, dass kein Wirkungsverlust der Einzelkomponenten eintritt oder die Verträglichkeit leidet.

Infektionskrankheiten, gegen die geimpft werden muss

❖ **Generell**
   Diphtherie
   Tetanus
   Pertussis
   Polio
   Masern/Mumps/Röteln
   Hepatitis B
   Frühsommermeningoencephalitis (FSME)
   Influenza
   HPV

❖ **In bestimmten Altersstufen zusätzlich**
   Säuglinge und Kleinkinder
      Haemophilus influenzae
      Pneumokokken
      Meningokokken Serogruppe C
   Jugendliche
      Meningokokken Serogruppe C

Senioren
- Influenza
- Pneumokokken
- Herpes Zoster

❖ **Für Personen mit erhöhtem Risiko**

durch chronische Erkrankungen
- Influenza
- Pneumokokken
- Varicellen

durch berufliche Exposition
- Pneumokokken
- Meningokokken
- Tollwut
- Tuberkulose
- Hepatitis A
- Varicellen

Das Ergebnis dieser Anforderungen ist der „ÖSTERREICHISCHE IMPFPLAN", der einen Kompromiss zwischen angestrebten und realisierbaren Empfehlungen darstellt. Die aktuellen Impfempfehlungen 2007 sind am Ende des Kapitels zu finden.

Impfungen in der Schwangerschaft

Keine einzige der momentan gebräuchlichen Impfungen hat eine nachgewiesene Wahrscheinlichkeit der Fruchtschädigung. Die angegebenen Vorsichtsmaßnahmen resultieren aus traditionellen Überlegungen und sind nicht wirklich begründbar.

Jedes Neugeborene ist immunologisch „naiv", d.h. es hatte mit keinen Krankheitserregern Kontakt, und die üblichen Kinderimpfungen beginnen erst ab dem 4. oder 5. Lebensmonat zu wirken. Der Säugling ist in seinen ersten Lebensmonaten sehr empfänglich für Infektionskrankheiten. Es wäre ideal, wenn die Mutter dem Säugling für diese ersten Lebensmonate einen Nestschutz mitgeben würde, Antikörper gegen viele Infektionskrankheiten, gegen die das Neugeborene noch nicht immun ist. Die Mutter gibt dem Kind allerdings nur jene Antikörper mit, die sie selbst hat – ist der Impfschutz der Mutter unzureichend, wird es auch der des Neugeborenen sein! Daher ist es zum Beispiel sehr sinnvoll, eine Tetanus-Impfung noch in der Schwangerschaft durchzuführen, damit das Kind von Anfang an Abwehrstoffe gegen diese Erkrankung hat.

Impfausschuss des Obersten Sanitätsrats

Prinzipiell sollen die empfohlenen Impfungen bereits vor Beginn der Schwangerschaft durchgeführt werden („prepare for pregnancy"). Wesentlich ist zum einen eine 2-malige MMR-Impfung und zum anderen, die Frage nach der Immunität gegen Varicellen zu klären. Bei seronegativen Frauen ist eine Impfung mindestens 3 Monate vor Konzeption empfohlen.

Totimpfstoffe, Toxide können während der Schwangerschaft angewendet werden, ein Verschieben der Impfung in das 2. oder 3. Trimenom als generelle Vorsichtsmaßnahme ist angezeigt, um theoretischen Bedenken zu entgegnen.

Attenuierte Lebend-Impfstoffe sollen während der Schwangerschaft nicht angewendet werden (Ausnahme: Gelbfieber-Impfung). Das Impfrisiko ist theoretisch, eine versehentliche Impfung ist kein Grund für einen Schwangerschaftsabbruch.

Impfungen bei Personen mit Immundefekten

Totimpfstoffe können (und sollen!) bei Personen mit Immundefekten angewendet werden, der Impferfolg muss allerdings überprüft werden. Die Anwendung von Lebenimpfstoffen ist normalerweise kontraindiziert, jedoch sollte im Einzelfall individuell entschieden werden. Generell nimmt der Impferfolg mit zunehmendem Lebensalter ab (Ausmaß und Dauer des Impfschutzes), daher können Auffrischungsimpfungen eventuell nach einem kürzeren Intervall notwendig werden.

Das Impfwesen in Österreich

Vom Impfplan zum Impfkonzept

Die Vorgaben für das Impfwesen in Österreich waren bisher vor allem durch eine laufende Adaptierung der Impfpläne gekennzeichnet. Diese wissenschaftlich begründeten Änderungen haben in manchen Fällen zu einer gewissen Verunsicherung beigetragen, da sie als dynamischer Prozess aufzufassen sind, das Gesundheitswesen aber vielfach etablierte und leicht befolgbare Vorgaben benötigt.

Mit der Weiterentwicklung des Impfplanes zu einem Impfkonzept, das von klar definierten volksgesundheitlichen Zielen ausgehend strategische und taktische Maßnahmen definiert und vor allem auch die Evaluation einbindet, sollte es möglich sein, noch besser als bisher die Chancen der Gesundheitsvorsorge auch zu realisieren.

In diesem Zusammenhang war es auch notwendig, verschiedene Aktivitäten im Bereiche des sozialen Marketings zu entwickeln. Dabei ist vor allem auch immer wieder die diskutierte Frage zu besprechen: *„Was ist eine allgemeine Impfung, was ist eine für bestimmte Zielgruppen (so genannte Risikogruppen) zu empfehlende Impfung?"*

Das Konzept der Risikogruppen-Impfung ist in vielen Bereichen nicht tragfähig. Ein typisches Beispiel ist die Schutzimpfung gegen FSME, deren Konzeption zu überdenken ist. Ähnliche Überlegungen gelten auch für die Schutzimpfung gegen Influenza oder gegen die von Pneumokokken hervorgerufene Lungenentzündung. Diese Überlegungen führen zu einer Diskussion der Fragestellung „Indikation zur Impfung".

Indikation zu einer Schutzimpfung

Im Rahmen von wissenschaftlichen Veranstaltungen, aber auch im Bereiche der für die Gestaltung des Impfplanes zuständigen Gremien (typischerweise: Impfkommission des Obersten Sanitätsrates), nimmt die Diskussion um die Indikation zur Impfung breiten Raum ein.

Bisher ist man immer von der Fragestellung ausgegangen *„Wer ist zu impfen?"* und hat auf dieser Konzeption aufbauend sehr detaillierte Vorstellungen entwickelt, die unter Umständen zu sehr komplexen Definitionen von Zielgruppen für einzelne Schutzimpfungen geführt haben. Es ist weiters zu erwägen, ob man die Fragestellung nicht umkehren sollte und sich in Zukunft auf das Thema *„Wer ist nicht einer bestimmten Impfung zu unterzie-*

hen?" konzentrieren sollte. Diese Vorgangsweise könnte viele Entscheidungsprozesse vereinfachen. Damit wäre auch gewährleistet, dass die Information der verschiedenen Zielgruppen im Gesundheitswesen, aber vor allem auch in der allgemeinen Bevölkerung optimiert werden kann.

Impfreaktionen und Nebenwirkungen von Schutzimpfungen

Dieses Thema beschäftigt immer wieder sowohl das medizinische System als auch die allgemeine Öffentlichkeit. Speziell mit der Frage von Nebenwirkungen bei Impfungen wird sehr emotional umgegangen und viel Falsches verbreitet.

Zunächst ist eine Begriffsdefinition wichtig:

Impfreaktion: harmlose Beschwerden hervorgerufen durch die natürliche Reaktion des Körpers, z.B. Rötung und Schwellung an der Einstichstelle, einige Prozent der Geimpften sind betroffen.

Impfkrankheit: leicht ausgeprägte Form der Infektionskrankheit, z.B. Impfmasern, unter 1% der Geimpften.

Impfkomplikation: schwere, manchmal bleibende Beeinträchtigungen, (vorübergehend) Therapie nötig, z.B. Lymphknotenabszess nach TBC-Impfung, im Promillebereich.

Impfkomplikation mit bleibendem Schaden: z.B. Impfpolio, ca. 1:1.000000.

Es ist sehr schwierig, einen kausalen Zusammenhang zwischen einer Impfung und einer Komplikation nachzuweisen. In den meisten Fällen handelt es sich um das zufällige Zusammentreffen zweier Ereignisse (z.B. Kopfweh, das ohne Impfung auch aufgetreten wäre, dann aber mit der Impfung in Zusammenhang gebracht wird). Man muss in diesem Zusammenhang immer die sog. Hintergrundmorbidität beachten, d.h. sämtliche Krankheiten/akute Ereignisse, die in einer Population vorhanden sind.

„Impfgegner"

In der offenen Informationsgesellschaft besteht grundsätzlich das Prinzip der Meinungsfreiheit. Im Fall der sog. Impfgegner gelten aber Einschränkungen. Impfgegner hat es immer gegeben, die das Impfwesen in seiner geschichtlichen Entwicklung begleitet haben und dies mit Sicherheit auch weiter tun werden. In Österreich ist der Anteil der fundamentalistischen Impfgegner sehr gering, aber sie sind gegebenenfalls „hochinfektiös".

Folgende Klassifizierung der Impfgegner ist denkbar:

- Die religiös Motivierten: in Österreich eine Rarität, eine Subpopulation fundamentalistischer Impfgegner, gering beeinflussbar.
- Die Medizinkritischen: Hier kommen die Schlagworte von „natürlicher Immunität" u.ä. zum Tragen. Eine gewisse Einflussnahme durch Sachinformation ist möglich.
- Die aus Informationsmangel oder Desinformation Verunsicherten: eine Chance zur Beeinflussung besteht.
- Die ökonomisch Interessierten: bei diesen liegt (sofern Dolus, also böse Absicht bemerkbar wäre) ein gegebenenfalls strafrechtlich relevanter Tatbestand vor.

Für Eltern besteht grundsätzlich das Prinzip „Fürsorgepflicht".

Bei Angehörigen der medizinischen Berufe ist das Recht auf freie Meinungsäußerung durch die Bestimmungen der berufsspezifischen Gesetze (Ärztegesetz) wesentlich eingeschränkt. Für ÄrztInnen z.B. gilt grundsätzlich, dass sie ihren Beruf aufgrund wissenschaftlich fundierter Tatsachen auszuüben haben. Ganz besonders problematisch ist die Situation dann, wenn von bestimmten Impfungen eindeutig abgeraten wird, obwohl der medizinische Erkenntnisstand eine andere Vorgangsweise empfiehlt. In derartigen Fällen ergeben sich unter Umständen rechtliche Konsequenzen für die involvierten ÄrztInnen.

Soziales Marketing

Es war und ist eine der wesentlichen Aufgaben der wissenschaftlich orientierten Sozialmedizin, das Konzept des sozialen Marketings in das Gesundheitswesen zu integrieren. Grundsätzlich versteht man unter Marketing alle Maßnahmen, die sich an den Bedürfnissen der Zielgruppe orientieren (seien es Kunden im Wirtschaftsleben, Patienten im Gesundheitswesen oder Personen, die sich einer Vorsorge-Maßnahme unterziehen wollen). Marketing wird vielfach mit Werbung gleichgesetzt, diese ist aber nur ein Teilbereich des Marketings, und für Dienstleistungen im Gesundheitswesen ist ebenso Werbung und Marketing zu betreiben wie für alle anderen Dienstleistungen in unserer Gesellschaft.

Während das medizinische System üblicherweise von Personen konsultiert wird, die eine Linderung ihrer Leiden erhoffen oder die Bewältigung eines akut auftretenden Gesundheitsproblems, kann man Vorsorge dann optimal betreiben, wenn man sich von den überkommenen Handlungsweisen des klinischen Systems wenigstens teilweise löst und die Erkenntnisse der modernen Kommunikationswissenschaften annimmt. Soziales Marketing geht im Gesundheitswesen zunächst von den epidemiologischen Gegebenheiten aus, definiert gesundheitspolitische Ziele und befindet dann über die anzuwendenden Maßnahmen. Diese schließen natürlich vor allem auch die Erbringung der medizinischen Dienstleistung (konkret Impfungen) ein; diese Aktivitäten müssen aber durch eine Vielzahl von Begleitmaßnahmen ergänzt werden, um optimal wirksam werden zu können.

Ein typisches Beispiel ist die Schutzimpfung gegen Masern, die in Österreich noch immer wesentlich verbesserungsfähig ist. An diesem Beispiel wird deutlich, welche Schwierigkeiten in Österreich bestehen, international längst etablierte, einfache Konzepte zu realisieren. Wie man die Kontrolle der Masern durchführen muss, ist in verschiedenen Ländern längst erarbeitet worden, in Österreich aber offenbar noch immer ein Problem. Es ist damit zu rechnen, dass Österreich bald mit internationalen Reaktionen konfrontiert sein wird, da die epidemiologische Situation in Österreich durchaus geeignet sein könnte, im Rahmen des internationalen Gesundheitswesens Bedrohungen für andere Populationen auszulösen.

Klinisches Impfwesen

Eine der wesentlichen Initiativen der Sozialmedizin ist zurzeit die Etablierung bestimmter Impfungen im Bereiche der klinischen Betreuung von Patienten.

Es geht in diesem Zusammenhang um den Schutz von Patienten mit erhöhtem Risiko gegenüber bestimmten Infektionskrankheiten, typische Beispiele sind die Pneumokokken-Pneumonie und Influenza. Es geht um die Realisierung des Prinzips „System-Kontakt", das davon ausgeht, dass man die Inanspruchnahme des Gesundheitswesens aufgrund einer bestimmten Problematik auch dazu nützen kann, vorsorgemedizinische Dienste anzubieten. Beim klinischen Impfwesen (auch „stationäres Impfen" genannt) geht es auch darum, ein längst etabliertes Konzept bei der Betreuung von Patienten zu verfolgen. So ist es z.B. bei bestimmten Erkrankungen des Herzens und des Kreislaufs seit langem üblich, etwa Thrombozyten-Aggregations-hemmende Medikationen zu verordnen; auch in diesen Fällen handelt es sich um präventivmedizinisch orientierte Maßnahmen, die von den klinisch tätigen KollegInnen selbstverständlich nach dem Stand der Wissenschaft verordnet werden, um einer möglichen Komplikation der bestehenden Grundkrankheit vorzubeugen.

Dieses Prinzip ist unschwer auch auf das Impfwesen anzuwenden: Die Influenza oder die Pneumokokken-Pneumonie sind für bestimmte Personen ganz besonders gefährlich, und daher ist die entsprechende Vorsorgemaßnahme (also die Schutzimpfung) ebenso vorzunehmen, wie etwa bei einer Herz-Kreislauf-Erkrankung die Verabreichung eines entsprechenden Medikamentes zur Verhinderung des Risikos eines weiteren Fortschreitens notwendig ist. Es handelt sich also beim klinischen Impfwesen um keine wie immer geartete neue Maßnahme, sondern nur um die Anwendung eines allgemein gültigen Prinzips. Wie jede Neuerung im Gesundheitswesen bedarf es einiger Argumentation, um den Einsatz einer als sinnvoll erkannten Maßnahme auch tatsächlich zu gewährleisten.

Die Tetanus-Schutzimpfung ist jedem im medizinischen System Tätigen als Routine-Maßnahme bekannt, und diese Form des klinischen Impfwesens wird von niemandem mehr in Zweifel gezogen. Es wird selbstverständlich auch dazu kommen, dass andere Bereiche des klinischen Impfwesens ebenso zu behandeln sind.

Epidemiologische Umsetzung von Impfungen

Mit dem in Österreich angewandten „Impfplan-System" kann man Infektionskrankheiten „kontrollieren", d.h. reduzieren. Mit diesem Konzept lässt sich das Auftreten von Epidemien übertragbarer Krankheiten jedoch nicht verhindern. Bestimmte Infektionskrankheiten konnten zum Erlöschen gebracht werden, doch spielten dabei wohl impfunabhängige Begleitumstände eine wesentliche Rolle. Wenn die Pocken nach dem ersten Weltkrieg in vielen Ländern eliminiert werden konnten, haben dazu Quarantänebestimmungen und die vergleichsweise geringe Mobilität der Bevölkerung wesentlich beigetragen. Im Fall der Poliomyelitis wurde erstmals gezielt für eine Impfung geworben, indem man die Bevölkerung zur Teilnahme an eigens organisierten Impfaktionen aufforderte. Dank der guten Voraussetzungen hinsichtlich der Wasserhygiene konnte mit den Impfaktionen die primär nicht geplante Erregerelimierung erreicht werden.

Das Pockenausrottungsprogramm der WHO hat völlig neue Erkenntnisse in der Bekämpfung von Infektionskrankheiten durch Impfungen erbracht. Dieses Programm deklarierte erstmals die weltweite Ausrottung eines Krankheitserregers innerhalb einer vorgegebenen Zeit. Die Ausgangsüberlegung war, dass ein zeitlich begrenztes Ausrottungsprogramm sozio-ökonomisch auf lange Sicht mehr Vorteile bringt als zeitlich nicht limitierte Maßnahmen zur Kontrolle der Krankheit.

Epidemiologischen Überlegungen folgend wurden Impfstrategien entwickelt, mit denen die Infektionskette in der Bevölkerung rasch unterbrochen werden konnte. Durch laufende Evaluierung war es innerhalb kurzer Zeit möglich, das Programm in den Endemiegebieten den lokalen Anforderungen anzupassen.

Der Erfolg und die Erfahrungen des Pockenausrottungsprogrammes haben eine neue Ära in der Bekämpfung der Infektionskrankheiten eingeleitet. Die Möglichkeit der Erregerelimierung wurde auch bei anderen Erregern in Betracht gezogen; ebenso die gleichzeitige Bekämpfung verschiedener Krankheiten in einem Programm. Seitens der WHO wurde das „*Expanded Program on Immunisation*" installiert, das die weltweite Eliminierung bzw. Kontrolle der wichtigsten Kinderkrankheiten zum Ziel hat.

Aus epidemiologischer Sicht unterscheidet man zwischen *ausrottbaren Krankheitserregern und solchen, die mit den heutigen Möglichkeiten, auch bei Vorhandensein eines wirksamen Impfstoffes, nicht ausgerottet werden können.*

Erregereliminierung

Die Eliminierung eines Erregers kann theoretisch bei allen jenen Mikroorganismen erreicht werden, die ihren *Lebensraum ausschließlich im Menschen* haben, außerhalb des menschlichen Körpers nicht überleben können und nur von Mensch zu Mensch übertragen werden. Mit einer hohen Durchimpfungsrate (Herden-Immunität) wird die Infektionskette unterbrochen; der Erreger erlischt in der Bevölkerung. Einen positiven Beschluss über die Durchführung einer Erregereliminierung als Grundlage vorausgesetzt, kann man den eigentlichen Ablauf des Programms in vier Abschnitte gliedern:

- **Vorbereitungsphase:** Aufbau aller notwendigen logistischen Funktionen, die für die Durchführung und Evaluierung des Programmes benötigt werden. Ausbildung aller beteiligten Personengruppen.
- **Angriffsphase:** Landesweiter Einsatz aller Kontrollmaßnahmen mit dem Ziel, die Infektionskette zu unterbrechen. Breite Anwendung der Impfung. Zusätzlich wird durch die aktive Fallsuche bzw. aktive Suche ungeimpfter Personen (Surveillance) die Impfung gezielt eingesetzt (Containment).
- **Konsolidierungsphase und epidemiologische Überwachung**: Aktive Suche nach Einzelfällen, kleinen Ausbrüchen und eingeschleppten Infektionen. Aktive Suche nach ungeimpften Subpopulationen. Aktive Mitarbeit der Bevölkerung an der Fallsuche. Diese Phase wird mit der Erregerelimination abgeschlossen.
- **Erhaltungsphase:** Der Schwerpunkt liegt bei Maßnahmen, die eine neuerliche Einschleppung und Wiederausbreitung des Erregers verhindern sollen. Internationale Maßnahmen (z.B. Impfpflicht für Reisen aus und in Endemiegebiete/n). Epidemiologische Überwachung und Sofortmaßnahmen bei eingeschleppten Fällen, eventuell Erhalt einer hohen Durchimmunisierung der gesamten Bevölkerung. Die Programmorganisation kann in dieser Phase aufgelöst werden, alle Funktionen werden von den bestehenden Einrichtungen des Gesundheitswesens übernommen. Endet mit der weltweiten Erregereliminierung.

Die genauen Maßnahmen hängen weitgehend von der Krankheit ab, die bekämpft werden soll, bzw. vom Krankheitserreger und sind bei der Planung zu definieren.

Mit der Ausrottung der Pockenviren wurde das Ziel einer weltweiten Erregereliminierung schon einmal erreicht. Bei den Polioviren besteht die berechtigte Hoffnung, dass die weltweite Tilgung bis zum Jahr 2005 erreicht sein wird. Masern-, Mumps- und Rötelnviren sind weitere Kandidaten. Finnland hat diese Erreger bereits eliminiert, die endemischen, bodenständigen Masern-, Mumps- und Rötelnerkrankungen gibt es dort nicht mehr.

Krankheitskontrolle/-Eliminierung

Hat ein Krankheitserreger sein *Erregerreservoir außerhalb des menschlichen Körpers,* kann er mit einer Impfung nicht ausgerottet werden. Hier ist das Ziel die Krankheitseliminierung/Krankheitskontrolle; bei Erregerpersistenz in der Umwelt wird das Auftreten von Krankheitsfällen verhindert. Dieses Ziel kann nur über eine völlige Durchimmunisierung der Bevölkerung erreicht werden, wobei sicherzustellen ist, dass alle Neuzugänge geimpft werden und der Impfschutz bereits geimpfter Personen durch Auffrischimpfungen weiterhin aufrechterhalten wird. Theoretisch wäre eine Inzidenz von wenigen Fällen (überwiegend Impfdurchbrüchen) vorstellbar. Eine 100%-Erfassung und -Aufrechterhaltung ist real aber nicht erreichbar, entsprechend werden auch Fälle bei Ungeimpften zu beobachten sein. Für Kontrollprogramme gilt, dass sie zeitlich nicht begrenzt sind; Neu-Impfungen und Auffrischungsimpfungen müssen kontinuierlich weitergeführt werden, es sei denn, der Erreger erlischt in seinem Lebensraum. Der Schwerpunkt aller Aktivitäten liegt bei der Erfassung (Surveillance) nicht geimpfter Personen, für die ein Infektionsrisiko besteht. Da das individuelle Infektionsrisiko in den meisten Fällen nur schwer abgeschätzt werden kann, muss der Begriff „Risiko" großzügig interpretiert werden.

Klassische Beispiele für Kontrollprogramme sind die Bekämpfung von Tetanus- und FSME-Erkrankungen. Mit Einführung der Impfungen konnte die Inzidenz bei diesen Infektionskrankheiten deutlich reduziert werden. Bei der FSME ist das mögliche präventive Potential noch nicht vollständig ausgeschöpft worden.

Grundlagen und Voraussetzungen

In Österreich steht die epidemiologische Situation bei den „impfbaren" Krankheiten nach wie vor im Widerspruch zum epidemiologischen Wirkungsgrad der zur Verfügung stehenden Impfungen. Der Grund liegt darin, dass Impfungen noch immer nach starren Richtlinien bzw. Empfehlungen eingesetzt werden. Auf diese Weise kann das präventive Potential nicht ausgeschöpft werden.

Diese Situation ist durchaus zu erwarten, da die gesundheitspolitischen und epidemiologischen Voraussetzungen für eine Optimierung des Impfwesens fehlen und bislang keine entsprechenden Planungsarbeiten durchgeführt worden sind. Die gesundheitspolitischen Ziele müssen genau definiert und die Voraussetzungen für ihre Umsetzung geschaffen werden. Dies gilt sowohl für Erregereliminierung als auch Krankheitskontrolle.

Im Einzelnen müssen folgende Punkte geklärt werden:
- Der Impfstoff: Ein Einzel- oder Kombinationsimpfstoff muss zur Verfügung stehen, mit dem eine hohe Schutzrate erreicht und die Infektionskette mit Sicherheit unterbrochen wird. Der Impfstoff muss sicher, einfach in der Anwendung und kostengünstig sein.
- Ein Konsens muss darüber vorliegen, welche Krankheitserreger eliminiert bzw. kontrolliert werden sollen. Die psychosoziale und ökonomische Bedeutung der Krankheit muss berücksichtigt sein.
- Krankheiten müssen so nach ihren Merkmalen und nach solchen Kriterien definiert werden (klinisches Krankheitsbild, Erregernachweis, Antikörpernachweis), dass eine einfache Diagnose im Rahmen eines epidemiologischen Überwachungssystems möglich ist.
- Alle personellen und organisatorischen Voraussetzungen für die Durchführung müssen verfügbar sein (Impfstoffverteilung, Durchführung der Impfungen und Impfdokumentation, Krankheitsmeldesystem, epidemiologische Untersuchung und Dokumentation der Fälle, Erfassung und Dokumentation nicht geimpfter Personen, laufende Evaluie-

rung des Programms). Vor Beginn der Impfungen muss feststehen, welche Personen und Stukturen in den Gesundheitsdiensten befasst sind.
- Bereitstellung der finanziellen Mittel für den Aufbau, die Durchführung und die Kontrolle des Programms.
- Internationale Koordination.
- Öffentlichkeitsarbeit.

Die erfolgreiche Umsetzung des Programms setzt eine hohe Akzeptanz in der Bevölkerung voraus. Die Bürger müssen vom persönlichen und volksgesundheitlichen Nutzen überzeugt sein. Gleiches gilt für alle medizinischen Berufsgruppen, da diese als Informationsträger und Auskunftspersonen einen wesentlichen Beitrag zur erfolgreichen Umsetzung leisten können. Letztendlich muss dem Gesundheitspolitiker und dem Bürger klar sein, dass es ein soziales Ziel darstellt, die Gemeinschaft nicht mit Krankheiten zu belasten, die mit wenig Aufwand verhütet werden können. Jeder einzelne Bürger kann dazu seinen Beitrag leisten, indem er Impfungen akzeptiert. Noch immer ist die Impfung das absolut wirksamste Instrument, das die Medizin bis jetzt zur Krankheitsverhütung entwickelt hat. Da Impfungen physiologische Abläufe unseres Immunsystems nachvollziehen, können wir durchaus von einem natürlichen präventiven Verfahren sprechen. Die aktive Akzeptanz von Impfungen kann daher zu Recht vom Bürger als sein individueller Beitrag zur Volksgesundheit erwartet werden.

Literatur

Fenner F., Henderson D.A., Arita I., Jezek Z., Lachnyi L.D. (1980): Smallpox and its Erradication. World Health Organization, Geneva.

Kollaritsch, H. (1997): ORF-Ratgeber 97 Impfen. Peter Müller Verlag.

Peltola H., Heinonen O.P., Valle M., Paunio M., Virtanen M., Karanko V., Cantell K. (1994): The elimination of indigenous Measles, Mumps, and Rubella from Finnland by a 12-year, two-dose Vaccination Program. N Engl J Med 331, 1397.

WHO (1969): Scientific Group on Smallpox Eradication. Techn. Rep. Ser. Wld. Hlth. Org. No 393.

Wiener Medizinische Wochenschrift, Themenheft „Impfen", WMW 8, 1998.

Yekutiel P. (1980): Eradication of Infectious Diseases. Karger Verlag, Basel.

Österreichischer Impfplan 2007

Allgemeiner Impfkalender für Säuglinge und Kleinkinder

	Ab 7. Woche	3. Monat	4. Monat	5. Monat	6. Monat	7. Monat	Im 2. LJ.
Rotavirus (RTV)	2 bzw. 3x RTV-Impfstoff (Schluckimpfung)						
Diphtherie (DIP) **Tetanus (TET)** **Pertussis (PEA)** **Poliomyelitis (IPV)** **Haemophilus infl. B (HIB)** **Hepatitis B (HBV)**		1. 6-fach-Impfung		2. 6-fach-Impfung		3. 6-fach-Impfung	4. 6-fach-Impfung
Konjugierte Mehr-fachimpfung gegen Pneumokokken (PNC)		1. PNC-Impfung		2. PNC-Impfung		3. PNC-Impfung	4. PNC-Impfung
Masern **Mumps** **Röteln (MMR)**							2x MMR-Impfung

Zusätzliche bei Indikation empfohlene Impfungen

ab 2. Lebensmonat Meningokokken C; zur Erzielung eines optimalen Impfschutzes wäre bis zum vollendeten 2. Lebensjahr eine 2-malige Impfung (Mindestabstand 1 Monat) ratsam.

ab 6. Lebensmonat Influenza, jährlich.

ab 9. Lebensmonat Varizellen.

ab 12. Lebensmonat FSME.

ab 12. Lebensmonat Hepatitis-A.

Die Impfung gegen Hepatitis A wird für alle Kleinkinder vor Eintritt in Gemeinschaftseinrichtungen angeraten.

Allgemeiner Impfkalender für Schulkinder

	7.	8.	9.	10.	11.	12.	13.	14.	15.	16.	17.
	Lebensjahr										
Diphtherie (dip) Tetanus (TET) Poliomyelitis (IPV)	**Auffrischungs-Impfung dip-TET-IPV**										
HepatitisB (HBV)	**Auffrischungs-Impfung HBV bzw. Nachholen der HBV-Grundimmunisierung (spätestens bis zum 13. Lebensjahr**)**										
Diphtherie (dip) Tetanus (TET) Pertussis (PEA)								**Auffrischungs-Impfung dip-TET-PEA**			
Windpocken = Varizellen (VZV)			**2x VZV**								
Masern Mumps (MMR) Röteln	**evtl. nachholen MMR**										
Humane Papil-lomviren (HPV)			**3x HPV** (s. Fachinformation)								

Zusätzliche bei Indikation empfohlene Impfungen

FSME

Hepatitis-A

Influenza

Meningokokken C-Impfung vor Eintritt in eine Gemeinschaftswohneinrichtung und vor Gruppen- (Schul-)Veranstaltungen in Ländern mit erhöhtem Infektionsrisiko

Allgemeiner Impfkalender für Erwachsene

Sofern eine abgeschlossene Grundimmunisierung vorliegt:

25 Jahre	35 Jahre	45 Jahre	55 Jahre	60 Jahre	65 Jahre	70 Jahre	75 Jahre u.s.w.
dip	dip	dip	dip	dip	dip	dip	dip
TET	TET	TET	TET	TET	TET	TET	TET
PEA	PEA	PEA	PEA	PEA	PEA	PEA	PEA
IPV	IPV	IPV	IPV		IPV		IPV
				PNE	PNE *	PNE *	PNE *

*bei entsprechendem Risiko (Grundkrankheiten, bisherige Erkrankungen, besondere Exposition etc.)

Zusätzlich empfohlene Impfungen

- FSME - nach erfolgter Grundimmunisierung und der 1. Auffrischung nach 3 Jahren bzw. nach Fachinformation – alle 5 Jahre, ab dem 60. Lebensjahr alle 3 Jahre
- Hepatitis-A
- Hepatitis-B
- Influenza-Impfung jährlich
- Masern-Mumps-Röteln für Erwachsene, welche keine Immunität haben; es werden zwei MMR-Impfungen im Abstand von mindestens 4 Wochen empfohlen.
- Varizellen-Impfung für seronegative Frauen im gebärfähigen Alter
- Impfung gegen Herpes zoster ab dem 60. Lebensjahr

Die Impfempfehlungen für Erwachsene haben besondere Bedeutung, weil

- manche Erwachsene im Kindesalter nicht oder nur teilweise geimpft worden sind,
- neuere Impfstoffe früher noch nicht verfügbar waren,
- die Reaktionsfähigkeit des Immunsystems mit dem Alter abnimmt,
- mit zunehmendem Alter Infektionen oft einen schwereren Verlauf nehmen.

PRINZIPIELL SIND DIE IM IMPFPLAN VORGESEHEN IMPFUNGEN JEDEM(R) ZU EMPFEHLEN, DER (DIE) SICH ODER SEINE (IHRE) FAMILIE SCHÜTZEN MÖCHTE!!

Mögliche Kontraindikationen

Akute Infekte mit Fieber über 38,5; Allergien gegen Inhaltsstoffe des Impfstoffes (sehr selten), angeborene oder erworbene Immundefekte (Lebendimpfungen).

Falsche Kontraindikationen

* Leichte akute Erkrankung mit wenig Fieber, leichter Durchfall bei einem sonst gesunden Kind
* Antibiotikatherapie oder Verabreichung niedriger Dosen von Kortikosteroiden

* Rekonvaleszenzphase nach einer Erkrankung
* Frühgeburtlichkeit (Impfungen unabhängig vom Geburtsgewicht entsprechend dem empfohlenen Impfalter durchführen)
* Schwangerschaft der Mutter oder anderer Haushaltsangehöriger, Stillperiode der Mutter
* Ein möglicher Kontakt zu Personen mit ansteckenden Krankheiten
* Allergien, Asthma oder andere atopische Erkrankungen oder Allergien in der Verwandtschaft
* Penicillinallergie – kein Impfstoffhersteller verwendet Penicillin in der Produktion
* Fieberkrämpfe in der Anamnese
* Fall von plötzlichem Kindstod in der Familienanamnese
* Neugeborenenikterus
* chronische Erkrankungen sowie nicht-progrediente Erkrankungen des ZNS

Folienvorlagen

INFLUENZA:

⇨ Myxovirus influenzae A, B, C Tröpfcheninfektion (ein einziger Atemzug reicht, um die kritische Zahl von 320 Viren einzuschleusen)

⇨ ständige Antigenveränderungen - Epidemien alle 2-3 Jahre

⇨ Plötzlicher (!) Krankheitsbeginn mit Frösteln, Fieber, starkem Krankheitsgefühl, Schnupfen, Kopf- und Gliederschmerzen, Magen-Darmbeschwerden; typisch: verzögerte Erholung über Wochen

⇨ KO: Pneumonie, Sinusitis, Otitis media, Perikarditis, Meningitis

⇨ Therapie: Neuraminidasehemmer; Flüssigkeitsersatz, Antibiotika bei Sekundärinfektionen

---

GRIPPE   oder   SCHNUPFEN

Das Grippevirus ändert häufig seine Oberflächenstruktur	Schnupfenviren sind weniger aggressiv als Grippeviren

Symptome:

	FIEBER	
tritt plötzlich auf, sehr hohe Temperatur, drei bis vier Tage		selten
	KOPFSCHMERZEN	
heftig		leicht
	GLIEDERSCHMERZEN	
	MÜDIGKEIT	
extrem, kann bis zu drei Wochen dauern		kaum
	ENTKRÄFTUNG	
rasch und heftig		nie

GRIPPE   oder   SCHNUPFEN

Symptome:

	VERSTOPFTE NASE	
manchmal		verbreitet
	NIESEN	
manchmal		üblich
	HALSSCHMERZEN	
verbreitet		verbreitet
	VERSCHLEIMTE ATEMWEGE, HUSTEN	
verbreitet, kann sehr heftig werden		trockener, stoßweiser Husten

Komplikationen:

Bronchitis, Neben- oder Stirnhöhlenentzündung, Lungenentzündung kann lebensbedrohlich werden	Neben- oder Stirnhöhlenentzündung, Mittelohrentzündung

---

GRIPPE   oder   SCHNUPFEN

Vorbeugung:

jährliche Impfung gegen Virustyp A und B

Tröpfcheninfektion durch Schnupfen- und Grippeviren verhindern: häufiger Hände mit warmen Wasser waschen, Menschenansammlungen meiden, Einwegtaschentücher benutzen, Abwehrkräfte stärken (z. B. Vitamin C, Echinacea-Präparate, weniger Stress, viel Schlaf)

Behandlung Grippe

Neuraminidasehemmer innerhalb von 48 Stunden verabreicht lindern die Symptome und verkürzen die Krankheitsdauer.

ANTIGEN-DRIFT: kontinuierliche Veränderung durch Mutationen ⇨ **Epidemie**

ANTIGEN-SHIFT: verschiedene Virusvarianten infizieren denselben Organismus, durch Austausch von genetischer Information kommt es zur Entstehung von Viren mit neuen Oberflächen-antigenen ⇨ **Pandemie**

INFLUENZA - PANDEMIE

⇨ längst überfällig, jederzeit möglich

⇨ H5N1 in Hong Kong (1997): Ausgangspunkt einer Pandemie?

⇨ Pandemie-Planung

⇨ Medikamente:

neu: Neuraminidasehemmer (Zanavimir, Relenza),

A + B hemmt die Neuraminidase, und somit das Virus an der Freisetzung aus der Zelle

Optimierung der Impfung

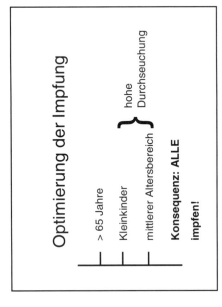

> 65 Jahre

Kleinkinder

mittlerer Altersbereich } hohe Durchseuchung

Konsequenz: ALLE

impfen!

INFLUENZA
PANDEMIEN

• 1889-92: „Russischer Schnupfen"

• 1918-20: „Spanische Grippe"
500 Mio. Erkrankungen
20-40 Mio. Tote

• 1957-58: „Asiatische Grippe"

• 1968-69: „Hongkong Grippe"

⇨ Epidemie: alle 1-3 Jahre

⇨ Pandemie: alle 20-30 Jahre

8 STRESS

Stress ist eine *unspezifische Reaktion* des Körpers auf jede Anforderung (= Stressor), die an ihn gestellt wird, mit dem Zweck der Vorbereitung auf eine **körperliche Höchstleistung** mit dem entwicklungsgeschichtlich bedeutsamen Ziel der Flucht oder des Kampfes. Da solche Situationen heute meist nicht mehr zutreffen und eine derartige Aktivierung des Stoffwechsels somit sinnlos ist, können längerfristig stressbedingte Gesundheitsstörungen die Folge sein.

- **Objektive Stressoren**: Schlafentzug, Verletzungen, Krankheiten, schwere Operationen, Verbrennungen, Unterkühlung, Hitze, Kälte, Luftdruckveränderungen, Hunger, Durst, Lärm, intensives Licht, Isolation, Dichte (wie Bevölkerungsdichte), monotone Arbeit, Unterforderung und Überforderung, schlechte Lebens- und Arbeitsbedingungen, Nichterfüllung wesentlicher Bedürfnisse.

- **Subjektive Stressoren**: negative Denkmuster, Neigung zu Ungeduld, Ärger, Wut, Angst, Feindseligkeit, Dominanzstreben oder Konkurrenzdenken, falsche Situationsbewertungen, Schwarzsehen, Hineinsteigern, selbst gemachter Zeit- und Leistungsdruck, zu hohe Erwartungen, Enttäuschungen, eingebildete Bedrohung oder Hilflosigkeit.

Stressbedingte Veränderungen im Organismus

Somatisch: * vegetativ: erhöhte Sympathikus-Aktivität
* endokrin: Aktivierung von Nebennierenmark- und Nebennierenrinden-hormonen wie Adrenalin, Kortikosteroiden

In einer akuten Stresssituation oder bei maximaler körperlicher Belastung steigen die Adrenalin und Noradrenalinkonzentrationen um nahezu 800% an. Es wird heute nicht mehr bezweifelt, dass akute Stresssituationen zu einem Aufbrechen atherosklerotischer Beete und konsekutiv zu einem Gerinnsel in den Herzkranzgefäßen führen können, das zu einem Herzinfarkt führt. In Stresssituationen steigt nicht nur die Herzfrequenz, sondern auch der Blutdruck deutlich an. Heute ist ein Zusammenhang zwischen Stress und Atheroskleose als sehr wahrscheinlich anzunehmen.

Psychisch: * Erlebensebene: innere Erregtheit, Angespanntheit
* Verhaltensebene: ungerichtete und gerichtete Handlungen

Die Unterscheidung in *Eustress* und *Distress* ergibt sich aufgrund der Intensität der Forderung nach einer Umstellung oder Anpassung (und nicht danach, ob ein Stressor als angenehm oder unangenehm empfunden wird).

Distress: bei Überstimulation (sehr intensive Stressoren oder solche, die über einen langen Zeitraum wirken),
bei Unterstimulation (Entzug von Reizen).
Eustress: positive Stimulation als Ursache von Leistung, Produktivität etc.

Im Stress liegt v.a. dann Gefahr, wenn keine oder ungeeignete Bewältigungsstrategien vorliegen. Bedrohliche Reize werden je nach Persönlichkeit unterschiedlich verarbeitet. Zwei extreme Wahrnehmungsstile werden beschrieben:

Repressor: Person, die bedrohliche Informationen bereits während der Wahrnehmung verdrängt oder unterdrückt.

Sensitizer: Person, die Informationen bei der Wahrnehmung akzeptiert, diese dann auf kognitiver Ebene verstärkt verarbeitet.

Die meisten akzeptierten Theorien stimmen darin überein, dass das sog. Typ-A-Verhalten mit einem erhöhten Risiko atherosklerotischer Gefäßerkrankungen, insbesondere der koronaren Herzerkrankung einhergeht.

Charakteristika der Typ-A-Persönlichkeit

* ehrgeizige, kompetitive, ungeduldige Patienten mit ungewöhnlichem Wettbewerbssinn
* Neigung zur Feindseligkeit und Aggressivität auch gegen andere
* Konkurrenzsituationen
* Bedarf an Anerkennung und Beförderung
* zeitintensives Beschäftigtsein.
* zielorientierte Besessenheit,
* intensive und gebündelte Konzentration

In großen Studien hatten Typ-A-Persönlichkeiten eine doppelt so hohe Infarktrate wie Typ-B-Persönlichkeiten.

Die Typ-A-Persönlichkeit ist in allen Gesellschaftsschichten vertreten. Die Zugehörigkeit zu diesem Typus hängt nicht vom Beruf und nicht von der sozioökonomischen Stellung ab. Andererseits haben ebenfalls große Langzeitstudien gezeigt, dass Typ-A-Persönlichkeiten einen deutlichen Überlebensvorteil haben. Andere Studien wiederum konnten keinen Zusammenhang zwischen Herzinfarkten und Persönlichkeitsstruktur nachweisen. Eine große finnische Studie hat gezeigt, dass es einen Zusammenhang zwischen Familienstand und dem Herzinfarkt gibt. Geschiedene Männer hatten hier, im Vergleich zu (glücklich) verheirateten Männern, ein zweifach erhöhtes Herzinfarkt-Risiko. Einen besonders interessanten Befund ergab die Framingham-Studie, die ein erhöhtes Herzinfarktrisiko bei Männern aufzeigte, deren Frauen einen höheren Schulabschluss als sie selbst hatten.

Im Vergleich dazu wird ein Typ B beschrieben, der zwar ähnliche Verhaltensweisen zeigt, aber nicht chronisch und in einer gemäßigteren Form.

Je nachdem, wie auf Stressoren reagiert wird, kann schnell Distress entstehen und können evtl. falsche Bewältigungsstrategien zu Gesundheitsstörungen führen.

Stressverarbeitung (Coping)

Bei Anwendung geeigneter Bewältigungsstrategien werden Stresssituationen gut kontrolliert. Das Risiko einer Folgeerkrankung ist kaum bis gar nicht vorhanden.

Falsche Bewältigungsstrategien, die ein Gesundheitsrisiko darstellen, sind z.B.:

- missbräuchlicher Einsatz von Medikamenten
- übermäßiger Alkoholkonsum
- Rauchen
- Essen, Überernährung
- Ausüben von Extremsportarten

Verhaltensweisen wie Rauchen oder Alkoholkonsum unterliegen zusätzlich einem Lern-mechanismus bzw. der Gefahr der Abhängigkeitsentstehung und werden in der Folge auch in Nicht-Stresssituationen eingesetzt.

Für Sensitizer sind sinnvoll: Entspannungsmethoden, bewusstes Einplanen von Ruhe-phasen, sinnvolle Bewegungsaktivität.

Repressoren mit der Tendenz, Stresssituationen nicht wahrzunehmen, können unter Um-ständen durch das Verleugnen zur besseren Bewältigung der belastenden Situation bei-tragen, nämlich dann, wenn das Verleugnen zu folgendem Verhalten führt: sukzessives Erkennen, Überlegen, Beurteilen und sachgerechtes Handeln.

Burnout-Syndrom

Das Burnout-Syndrom ist kein klar abgrenzbares Symptombild, sondern ein vielschichtiger Entwicklungsprozess von Menschen, die sich für hohe (soziale) Ziele engagieren. Burnout betrifft ganz besonders die Angehörigen der sog. helfenden Berufe wie Krankenschwes-tern, Lehrer, Ärzte etc. Zur Risikogruppe gehören Menschen mit ungenügender Fähigkeit zur Stressbewältigung, die in Umgebungen arbeiten, die viel Stress und Bedürfnisfrustra-tion beinhalten.

Typisches Kennzeichen: Asymmetrisches Arbeiten mit Menschen (die eine Seite gibt im-mer, die andere Seite nimmt)

Typische Symptome

Emotionelle Erschöpfung
- Müdigkeit (schon bei Gedanken an Arbeit)
- Chronische Müdigkeit
- Schlaflosigkeit
- Krankheitsanfälligkeit
- Diffuse körperliche Beschwerden

Depersonalisierung
- Negative, zynische Einstellung zu Kollegen, Patienten oder Klienten
- Schuldgefühle, Rückzug
- Reduzierung der Arbeit
- Vermeidungsverhalten

Leistungsunzufriedenheit/reduzierte Leistungsfähigkeit
- Erfahrungen der Erfolgs- und Machtlosigkeit
- Fehlende Anerkennung
- Insuffizienzgefühle
- Überforderung

Vitale Instabilität
- Depressions-Dysphorie
- Erregbarkeit
- Gehemmtheit
- Ängstlichkeit
- Ruhelosigkeit

1. Stadium:	freiwillige und unfreiwillige **Überlastung,** quantitativ und qualitativ Gefühl der Erfolglosigkeit Desillusionierung
2. Stadium:	**Depersonalisierung/Dehumanisierung** ▪ Engagement für Patienten sinkt ▪ Innere Distanz zum Patienten (keine Gespräche, nur absolut notwendiges Maß an Zuwendung)
3. Stadium:	**Schuldgefühle,** nachfolgend depressive oder aggressive Reaktion
4. Stadium:	**psychosomatische Symptome** (Schlafstörungen, Spannungskopfschmerz, Verdauungsstörungen, Magen-Darmgeschwüre etc. erhöhter Tabak-, Alkohol-, Kaffee- und Medikamentenmissbrauch
Endstadium:	Verarmung des emotionalen, sozialen und geistigen Lebens, Gefühl der inneren Leere und existentiellen Verzweiflung
Folge:	Aussteigen; bei Pflegepersonal liegt die mittlere Verweildauer im Beruf oft bei wenigen Jahren; Suizid öfter bei Ärzten
Was tun?	Selbstzuwendung (warum bin ich lustlos, erschöpft?), welche Umstände sind zu ändern? Was nicht?; Gesprächsgruppen, Psychotherapie

9 SOZIALMEDIZINISCHES FALLBEISPIEL

Wie viele Problemfelder können Sie erkennen?

Eine 82-jährige Frau lebt in einer Stadt, und zwar im 2. Stock eines Hauses (ohne Lift). Sie ist berufstätig gewesen, zuletzt als Verkäuferin in einem Lebensmittelgeschäft. Der Ruhestand besteht seit über 20 Jahren. Sie ist verwitwet, ihr Mann war Bediensteter der Österreichischen Bundesbahnen und ist bei einem Unfall vor vielen Jahren ums Leben gekommen.

Sie lebt alleine in ihrer Wohnung und lehnt eine Übersiedelung in ein Pflegeheim kategorisch ab, obwohl ihre Familie sie dazu drängt.

Von ihren drei Kindern lebt eines im Ausland, ein weiteres ist verstorben, das dritte (eine Tochter), bereits selbst 61 Jahre alt, kümmert sich fallweise um die Mutter.

Das Nettoeinkommen der Frau beträgt EUR 1.100,– pro Monat (eigene Altersversorgung und Witwenpension).

Sie ist Mitglied des Kneippbundes und besucht fallweise einschlägige Veranstaltungen, die übliche Kartenrunde ist nach dem Tod zweier Freundinnen nicht mehr intakt. Sie informiert sich in erster Linie aus dem Fernsehen, liest am Wochenende eine oder zwei Zeitungen.

Sie hält regelmäßig Mahlzeiten (3x täglich) ein, kocht aber nicht mehr täglich und lehnt alle Fertiggerichte und Tiefkühlkost grundsätzlich ab. Sie bevorzugt Wurstwaren, Brot und Süßigkeiten, vor allem Schokolade.

Sie hat niemals geraucht und der Alkoholkonsum war immer mäßig. Auf Anraten ihres praktischen Arztes trinkt sie regelmäßig (abends) etwas Rotwein.

Die finanziellen Verhältnisse sind als geordnet zu bezeichnen, es gibt sogar gewisse Rücklagen (in Form von Sparbüchern), ein Testament liegt vor. Für das Begräbnis wurden bereits organisatorische und ökonomische Vorkehrungen getroffen.

An der Wohnungstür befinden sich drei Sicherheitsschlösser, und die Sicherheitskette wird grundsätzlich vorgelegt. Die Dame befürchtet bestohlen zu werden und ist daher vor allem bei ihrer Einkaufstätigkeit besonders vorsichtig. Sie nimmt aus diesem Grund auch noch keine Heimhilfe in Anspruch, da sie der Meinung ist, dass es „soviel Schlechtes auf der Welt gibt". Die Zukunft empfindet sie als bedrohlich, die Gegenwart als wenig erfreulich.

Es ist November und sie hofft auf das Frühjahr, im Sommer pflegte sie im steirischen Hügelland Urlaub zu machen und ausgedehnte Waldspaziergänge zu unternehmen. Diese waren im vergangenen Sommer besonders beschwerlich geworden, Schmerzen in der Hüfte und in den Knien wurden als lästig und hinderlich empfunden.

Der praktische Arzt wird regelmäßig aufgesucht, man hat jeweils eine genaue Liste von zu verschreibenden Medikamenten mit. Eine Gesundenuntersuchung wurde noch nicht durchgeführt.

Bei einer Größe von 160 cm ist das Körpergewicht 52 kg, der Blutdruck betrug bei der letzten Messung 160/100 (bei bestehender Medikation, die aber regelmäßig eingenommen wird – Acemin vom Hausarzt verschrieben), weiters nimmt sie regelmäßig Thomapyrin, um die häufig auftretenden Kopfschmerzen selbst zu behandeln, fallweise Seropram, ebenfalls vom Hausarzt verordnet.

Im vergangenen Monat traten wiederholt stechende Herzbeschwerden auf und in der vergangenen Woche eine vorübergehende Schwäche im rechten Arm. Dabei ist der Patientin ein Wasserglas aus der Hand gefallen. Sie führt das auf das Alter zurück und ist nicht der Meinung, dass sie dies ein Anlass für einen Arztbesuch wäre.

Mit ihrer Tochter diskutiert sie immer wieder eine von ihr negierte Schwerhörigkeit (die Tochter hat bereits einen Hörapparat, den aber die Patientin vorerst noch ablehnt). Es fällt der Patientin auch auf, dass sie bei Dunkelheit weniger gut sieht, vor allem die Scheinwerfer herannahender Autos werden als besonders störend empfunden, diese Beschwerden hatte sie noch vor einigen Jahren nicht. Sie verlässt auch das Haus nach Einbruch der Dunkelheit immer seltener.

Welche sozialen und gesundheitlichen Probleme können Sie bei dem genannten Fall erkennen und wie reihen Sie diese hinsichtlich ihres kurz-, mittel- und langfristigen Gefährdungspotentials?

Welche Maßnahmen aus dem Bereiche der Gesundheitsvorsorge und Präventivmedizin würden Sie für sinnvoll erachten?
X   auf individueller Ebene
X   im Umfeld der Patientin

Und in welcher Reihenfolge (Priorität) würden Sie diese Maßnahmen empfehlen bzw. umsetzen? Die Patientin ist sozialversichert (GKK), aber nicht privat versichert. Sie hat aber ein eigenes Sparbuch angelegt, um gegebenenfalls zusätzliche Aufwendungen für ihre gesundheitliche Versorgung abdecken zu können.

Notizen

Notizen